Dr. Wolfgang Spurzem

Fußreflex-zonenmassage

Störungen ausfindig machen, Beschwerden behandeln, chronische Schmerzen lindern und tiefe Entspannung erreichen

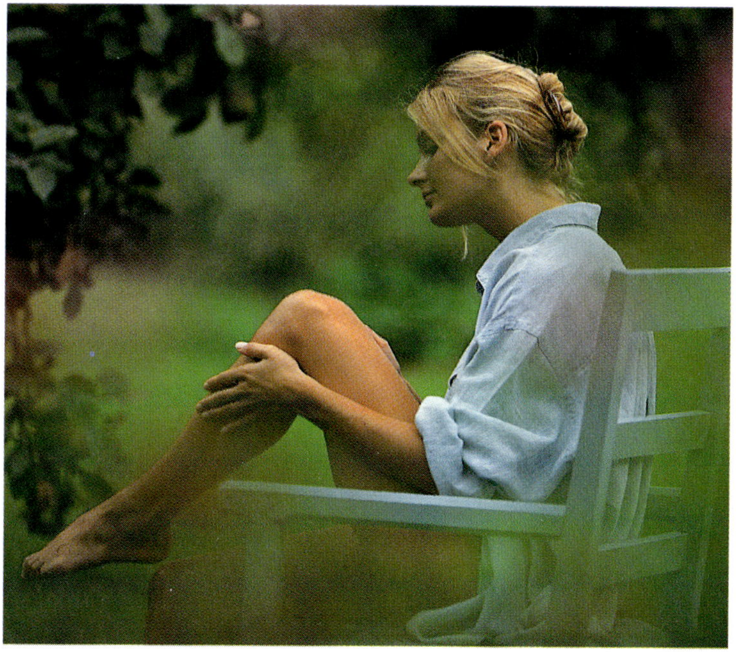

Südwest

Inhalt

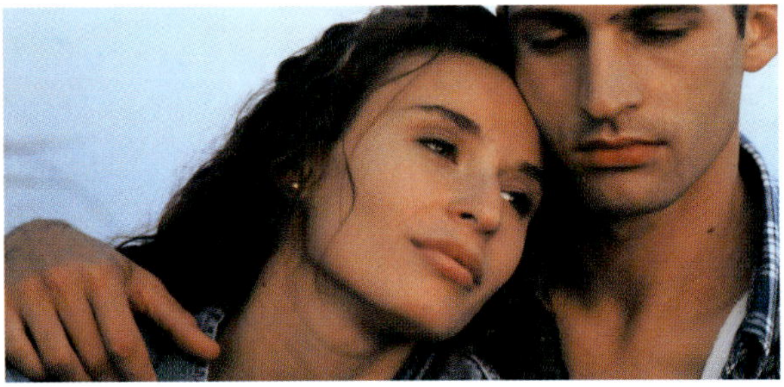

Eine Partnermassage kann dem Sexualleben frischen Wind verleihen.

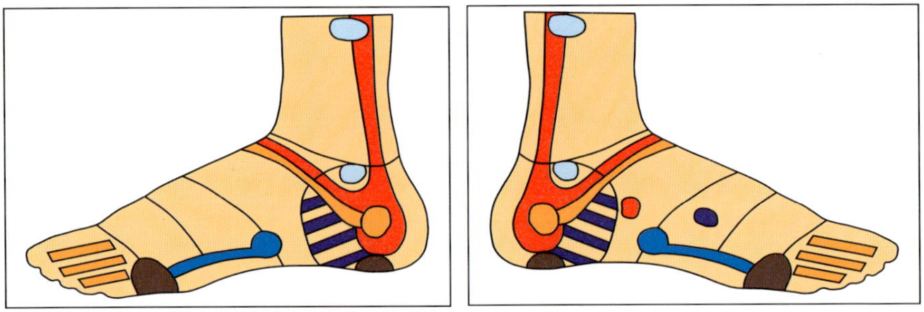

An den Fußaußenseiten finden sich bevorzugt Organe des unteren Bauchbereichs.

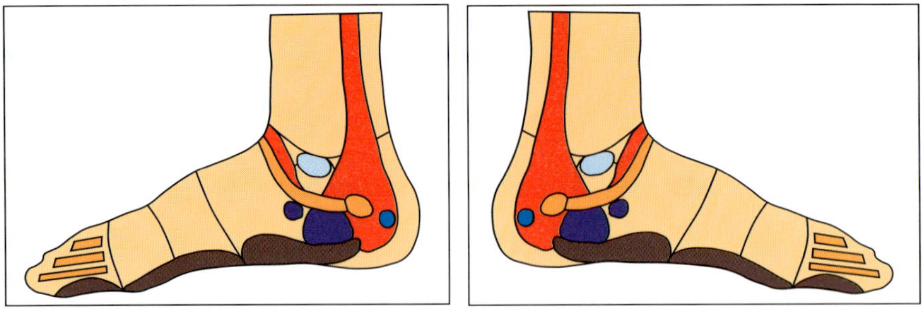

Sexualorgane haben ihren entsprechenden Druckpunkt an den Fußinnenseiten.

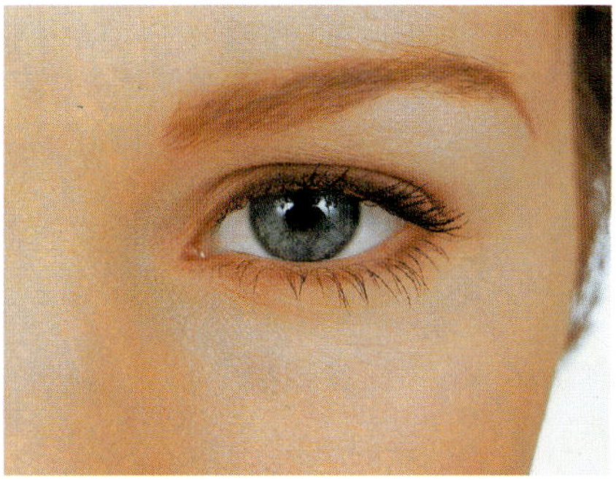

Die Ursache für Kopf- und Augenschmerzen liegt oft im Zahnbereich.

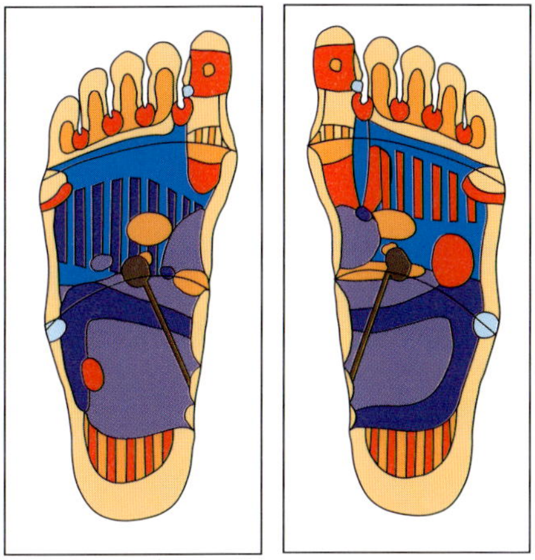

Reflexzonenmassagen werden bevorzugt an den Fußsohlen vorgenommen.

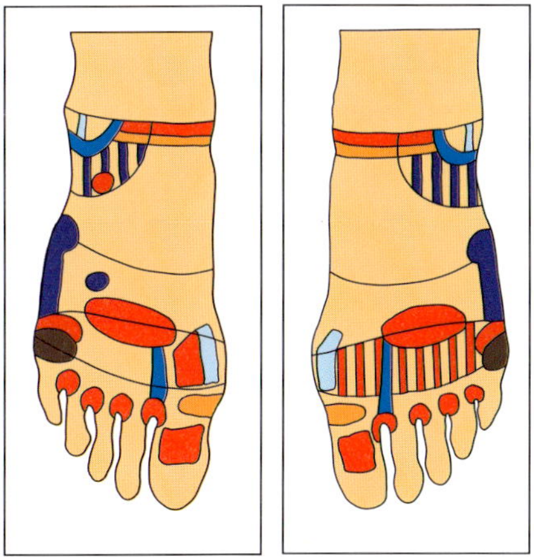

Durch Stimmulierung bestimmter äußerer Punkte wird auf die entsprechenden inneren Organe gewirkt.

Vorwort

Wissen Sie eigentlich, wie Ihre Füße aussehen? Kaum ein anderer Körperteil von so fundamentaler Wichtigkeit fristet, eingesperrt und geknechtet in »Lederzwangsjacken«, ein so wenig beachtetes Dasein wie die Füße. Lediglich Hühneraugen, Blasen oder eingetretene Seeigelstacheln veranlassen uns, diese Teile am unteren Ende unseres Körpers einmal genauer zu inspizieren. Dabei halten sie uns nicht nur im wahrsten Sinne des Wortes auf den Beinen und ermöglichen unser Fortkommen, sondern sie sind auch ein »Medizinschatz«, den uns die Natur mitgegeben hat – ein Schatz, der seinesgleichen sucht.

Die Fußreflexzonenmassage war lange Zeit etwas in Vergessenheit geraten. Dabei kann sie uns tiefe Entspannung verschaffen und Schmerzen lindern.

Wer sucht, der findet …

Als ich als junger Medizinstudent in einem Antiquariat auf ein altes und verstaubtes Buch über Fußreflexzonenmassage stieß, das Eunice D. Ingham, eine amerikanische Masseurin, geschrieben hatte, schienen mir die darin beschriebenen Wirkungen eher unglaubwürdig. Dennoch begab ich mich auf die Suche nach jemandem, der sich mit dieser Art von Massage auskannte, und traf auf eine alte Kosmetikerin und Fußpflegerin, die diese Massageform noch anwandte. Sie wurde meine Lehrmeisterin.

… tiefe Entspannung

Es war die angenehmste Ausbildung, die ich je erhalten habe, denn sie begann mit einer ca. einstündigen Massage beider Füße. Dabei erzählte mir die Fußpflegerin pausenlos aus ihrem Leben – bis ich schließlich eingeschlafen war. Und diese tiefe Entspannung kann dabei jeder erfahren.

Technik kontra altes Wissen

Heute sind wir vielfach der Meinung, daß eine ausgetüftelte Technik für ein wirksames medizinisches Heilsystem unabdingbar wäre. Computertomographie, Magnetfeldaufnahmen, Apparate der Intensivmedizin beherrschen unser Verständnis von Medizin überhaupt. Oder es muß etwas Östliches sein: von Ayurveda, Akupunktur bis Zen-Makrobiotik. Daß in unserer Kultur ein altes Medizinwissen vorhanden ist, scheinen wir mehr und mehr zu vergessen. Die Fußreflexzonenmassage ist eine Technik, die universell wirksam ist. Sie ist der schnellste und billigste »Röntgenapparat« der Welt. Sie müssen nur eines tun: Ziehen Sie Ihre Schuhe aus, und staunen Sie, was Sie an Ihrem anderen Ende erwartet.

Wolfgang Spurzem

Fußreflexzonenmassage ist eine hervorragende Möglichkeit, Krankheiten aufzufinden und zu benennen.

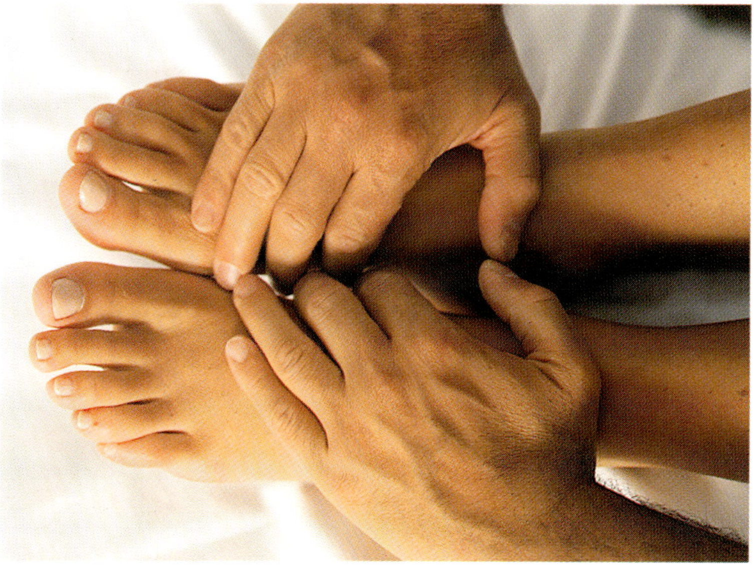

Unbeachtetes Wunder der Natur: Die menschlichen Füße bedürfen der Pflege und Entlastung.

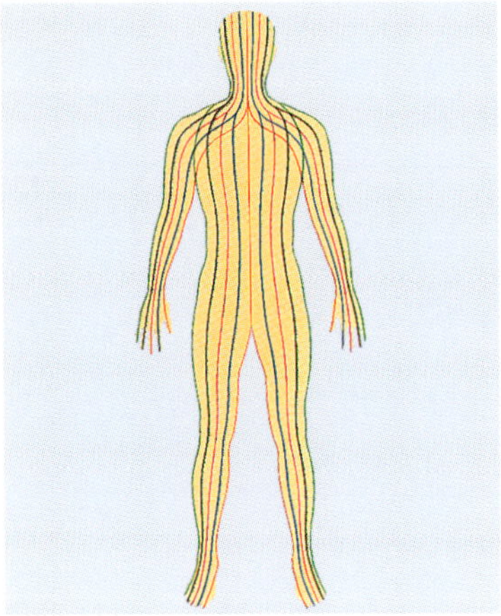

Teilt man den menschlichen Körper durch gedachte Längslinien, so erhält man zehn unterschiedliche Körperzonen.

Alles hängt mit allem zusammen: Wie es oben ist, so ist es auch unten. Das ist der zentrale Aspekt der Fußreflexzonenmassage.

Mit Hand und Fuß

Das Schöne an der Fußreflexzonenmassage ist, daß Sie keinerlei Werkzeug brauchen. Im Normalfall stehen Ihnen Ihre Hände als Werkzeug zur Verfügung. Lassen Sie sich bitte nicht einreden, Sie benötigten noch andere Dinge – etwa Stäbchen, Duftstoffe, Maschinen etc. Ihre Hände reichen aus. Auch an Füßen besteht im allgemeinen kein Mangel. Ja, Sie werden sich sogar wünschen, niemals anderen kundgetan zu haben, daß Sie gerade Fußreflexzonenmassage lernen.

Die Idee der Reflexzonen

Der »Finder« der Fußreflexzonenmassage war Dr. William H. Fitzgerald, der an der Universität von Vermont (USA) studierte und in Boston, London und Wien als Arzt tätig war. Ich nenne ihn »Finder« und nicht »Erfinder«, weil derartige Heilmethoden nicht erfunden werden können. Sie werden gefunden. Es handelt sich um die Erfahrung, daß die Einwirkung auf einen Teil des Körpers sich immer nach bestimmten Regeln auf andere Teile des Körpers auswirkt. Dieses Wissen ist im Grunde so alt wie die Menschheit. Fitzgeralds Beschäftigung mit den Druckpunkten der Hautoberfläche – und speziell den Druckpunkten an den Füßen – geht auf die indianische Volksmedizin und auf Aspekte der chinesischen Akupressur- und Akupunkturlehre zurück. Der zentrale Gesichtspunkt der Reflexzonentherapie ist, daß sich das Gesamtbild des Körpers – und damit auch das Gesamtorganbild – auf einer sehr viel kleineren Fläche, nämlich auf der Fläche der Fußsohlen widerspiegelt.

Zehn Zonen

Fitzgerald beschreibt in seinem Buch »Zonentherapie«, daß der Körper in zehn Längszonen geteilt ist (siehe Abbildung auf Seite 6) und daß alle Organe in diesen Zonen liegen. Da die Zonen den ganzen Körper sozusagen in Scheibchen schneiden, ist jeder Teil des Fußes ein Teil einer Zone. Fitzgerald stellte weiterhin fest: Wenn eine dieser zehn Körperzonen irgendwo gereizt wird, so wirkt sich dies auf ein Organ aus, das in derselben Zone liegt.
Die Beobachtung, daß Hände und Füße jeweils fünf Strahlen enthalten, kann auch diese These von einer Zoneneinteilung unterstützen. Immerhin scheint es ein in der Natur des Körpers liegendes Schema zu geben, welches immer dieselbe Anzahl von Fingern wachsen läßt. Das ist einerseits normal, aber doch wundersam.
Fitzgerald lebte um 1900. Zwischen damals und heute liegen mittlerweile also fast 100 Jahre, in denen sich einiges verändert hat. Heute sind wir in diesen Anschauungen etwas weiter. Doch auch die moderne Auffassung von Fußreflexzonenmassage ist wiederum uralt. Ihre Konsequenzen sind allerdings so verwirrend, daß es schwerfällt, sie alle zu verstehen. Das neue Verständnis kann mit dem Begriff »Holismus« umschrieben werden.

Auf der im Verhältnis zum Körper sehr viel kleineren Fußfläche sind dennoch alle Körperteile repräsentiert. Sie spiegeln sich in den jeweiligen Fußreflexzonen wider.

Holismus

Das Ganze ist im Teil enthalten – das ist keine Philosophie, sondern Realität. Wenn Sie ein Stück Brot abschneiden, so haben Sie eine Scheibe Brot. Niemand wird behaupten, daß eine Scheibe Brot und das ganze Brot dasselbe seien. Der Holismus sagt jedoch: Es ist egal, ob Sie die Scheibe oder das ganze Brot betrachten, Sie haben stets alles im Auge.

Holismus ist das griechische Wort für »Ganzheitslehre«. Sicherlich haben Sie schon einmal ein Hologramm gesehen. Dieses Laserbild ergibt einen plastischen Eindruck des abgebildeten Gegenstandes. Bei guten Hologrammen können Sie sogar den Gegenstand von jeder Seite betrachten. Wenn Sie jetzt einen Teil des holographischen Bildes abschneiden, so fehlt nicht etwa ein Stück, wie auf einer abgeschnittenen Postkarte, sondern der ganze Teil ist immer noch vorhanden, nur etwas unschärfer. Und je mehr Sie von dem Hologramm abschneiden, desto unschärfer wird das Bild. Es fehlt jedoch niemals auch nur der kleinste Teil des Gegenstandes.

Der Teil und das Ganze

Reflexzonenmassagen können am ganzen Körper durchgeführt werden. Bevorzugt werden sie jedoch am Fuß und an der Hand vorgenommen. Das Prinzip jeder Reflexzonenmassage lautet allerdings immer: Durch die Stimulierung bestimmter äußerer Punkte wird auf die entsprechenden inneren Organe eingewirkt.

Auch der Körper enthält in gewissem Maße ein holographisches Bild von sich selbst, d.h., daß in jedem auch noch so kleinen Teil stets das Ganze vorhanden ist. Sie können den Fuß nehmen, die Hand, den Unterarm, die Wade, das Ohr, die Nase, das Auge – immer finden Sie das Bild des ganzen Körpers darin.

Auf dieser Erkenntnis beruhen die alten Heilsysteme. Sie spielt vor allem in der Akupunktur eine Rolle. Es gibt eine Fuß-, eine Hand-, eine Nasen-, eine Ohr- und eine Kopfakupunktur. Dies ist also nichts Neues. Neu ist lediglich, daß wir jetzt beginnen, die Zusammenhänge zu begreifen. Stets kann ein Reiz auf einen bestimmten Punkt eines Teils gesetzmäßige Wirkungen in einem anderen Teil erzeugen.

Das Hologramm ist ein Schwingungsbild. Lichtwellen erzeugen es. Offensichtlich besteht im Körper ebenfalls ein Schwingungsbild, das den inneren Zusammenhang der Zellen herstellt. Deshalb wachsen eben immer fünf Finger an jeder Hand, und deshalb weiß der Körper beispielsweise auch, wann eine Wunde verheilt ist.

Reflexologie – wie außen, so auch innen

Eine einfachere Art, mit diesen wundersamen Dingen umzugehen, ist es, sich nicht darum zu kümmern, wie sie ganz genau funktionieren. Man kann einfach nach der Erfahrung gehen. Diese besagt nämlich, daß von außen das Innere beeinflußt werden kann und das Innere außen sichtbar wird. Ebenso kann von unten (vom Fuß) auf oben (auf alle anderen Körperteile) eingewirkt werden.
Aufgrund dieser Erfahrung werden Sie bald selbst feststellen können, was Ihnen fehlt: Fußreflexzonenmassage ist nämlich nicht nur geeignet, Leiden zu bessern, sie ist auch eine Methode, vorhandene Störungen ausfindig zu machen. Sie benötigen dazu lediglich die Kenntnis der Reflexzonenpunkte. Dann können Sie herausfinden, welcher Teil Ihres Körpers gestört ist.

Die Fußreflexzonenmassage hat viel mit Erfahrungswerten zu tun. Je länger man sich selbst oder andere massiert, desto sensibler erfaßt man die Auffälligkeiten des Fußes.

Ideale Ergänzung der Diagnose

Die Fußreflexzonenmassage ist eine wunderbare Hilfe. Ich wende sie manchmal in meiner Praxis an, wenn ein Fall nicht ohne weiteres klar ist; beispielsweise bei hohem Blutdruck, der alle möglichen Ursachen haben kann, läßt sich die Problemzone oft schnell einkreisen.
Ein anderes Beispiel sind Kopfschmerzen. Hier können vielfältige Ursachen zugrunde liegen – die Palette reicht vom einfachen Spannungskopfschmerz bis zum Gehirntumor. Doch Kopfschmerzen können auch ganz andere Ursachen haben. Manchmal sind es die Zähne oder Eiterherde der Mandeln oder die Nasennebenhöhlen oder Verspannungen der Schultermuskulatur oder vieles andere. Einen ersten Überblick erhalten Sie im folgenden Kapitel.

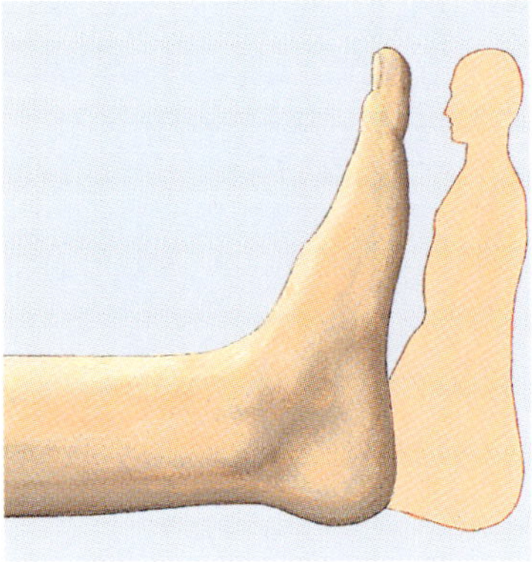

Der sitzende Mensch spiegelt sich im Fuß wider.

Kennen Sie Ihren Fuß? Es lohnt sich manchmal, einen Gegenstand aus der Erinnerung zu zeichnen, um zu erkennen, wie wenig wir ihn doch wirklich kennen.

Schuhe aus und los – die Reflexzonen

Vergleichen Sie den Fuß am besten mit einer Landkarte: Noch sind überall weiße Flecken – bis auf die roten Druckstellen Ihrer Schuhe.
Am einfachsten ist es, wenn wir den Fuß zunächst als Ganzes betrachten. Der Fuß hat eine Schwingung. (Von Schwingungsbildern, sogenannten Hologrammen, war vorher schon die Rede.) Wenn Sie den Fuß von der Seite betrachten, dann entsprechen seine Wölbungen in auffälliger Weise denen Ihrer Wirbelsäule.

Unsere Füße – ein Spiegel unseres Körpers

- Die Ferse entspricht demnach mehr den unteren Organen.
- Die Zehen spiegeln die Kopforgane wider.
- Alles, was dazwischen ist, befindet sich auch am Fuß dazwischen.

So einfach ist das. Wenn wir jetzt wissen wollen, wo ein Organ im Fuß abgebildet wird, welches links oder rechts im Körper liegt, so müssen wir uns die zehn Zonenstrahlen vorstellen. Durch jede Zehe führt ein Zonenstrahl. Halten wir die Füße nebeneinander und betrachten wir sie von unten, dann ergibt sich: Alles, was in der Mitte des Körpers liegt, liegt auf den Strahlen der großen Zehe, und alles, was an den Seiten liegt, liegt auf den Strahlen der kleinen Zehe. Alles dazwischen liegt auf den Zwischenstrahlen. Ebenso ist der linke Fuß für die linke Körperhälfte zuständig und der rechte für die rechte Hälfte.

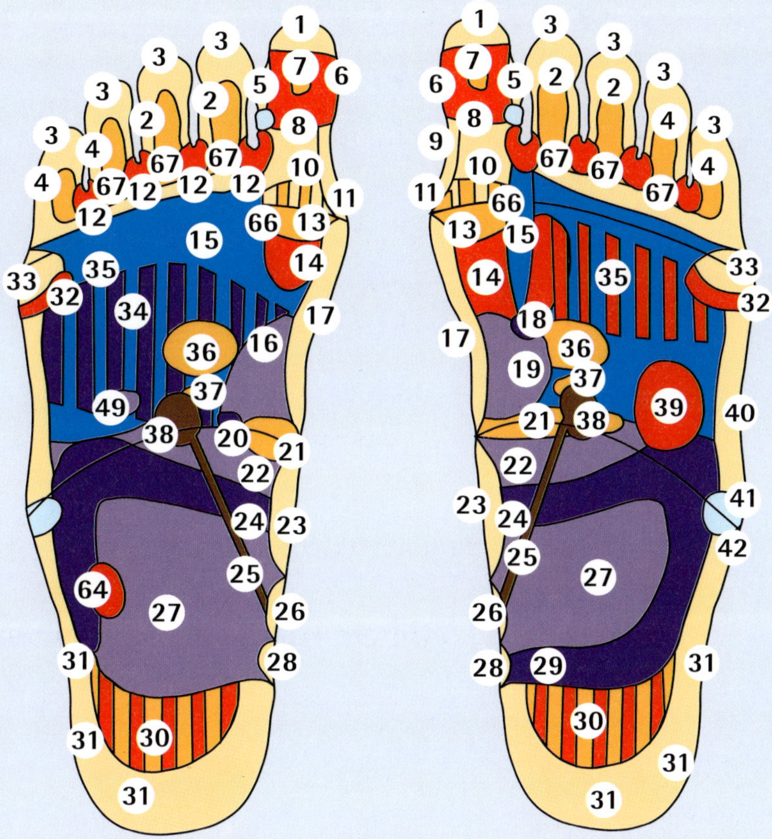

1 Schädeldach
2 Auge
3 Stirn, Kieferhöhle, Zähne
4 Ohr, Tonsille (Mandel), seitliche Lymphstränge
5 Schläfen, seitlicher Kiefer
6 Großhirn
7 Hypophyse (Hirnanhangsdrüse)
8 Kleinhirn
9 Schädelbasis
10 Nacken
11 Halswirbelsäule
12 Obere Lymphwege
13 Schilddrüse, Hals
14 Herz
15 Luft- und Speiseröhre, Bronchien
16 Magen, rechts
17 Brustwirbelsäule
18 Mageneingang
19 Magen und Leber, links
20 Magenausgang
21 Bauchspeicheldrüse
22 Zwölffingerdarm
23 Lendenwirbelsäule
24 Querliegender Dickdarm
25 Harnleiter
26 Kreuzbein
27 Dünndarm
28 Steißbein
29 Rektum, After
30 Beckenraum (Bezugszone)
31 Beckenraum
32 Lymphknoten
33 Schultergelenk
34 Leber (Bezugszone)
35 Lunge
36 Solarplexus, Zwerchfell
37 Nebenniere
38 Niere
39 Milz
40 Oberarm
41 Ellbogen
42 Unterer Rippenrand, Gürtellinie
49 Gallenblase
64 Blinddarm
66 Thymusdrüse
67 Tuben

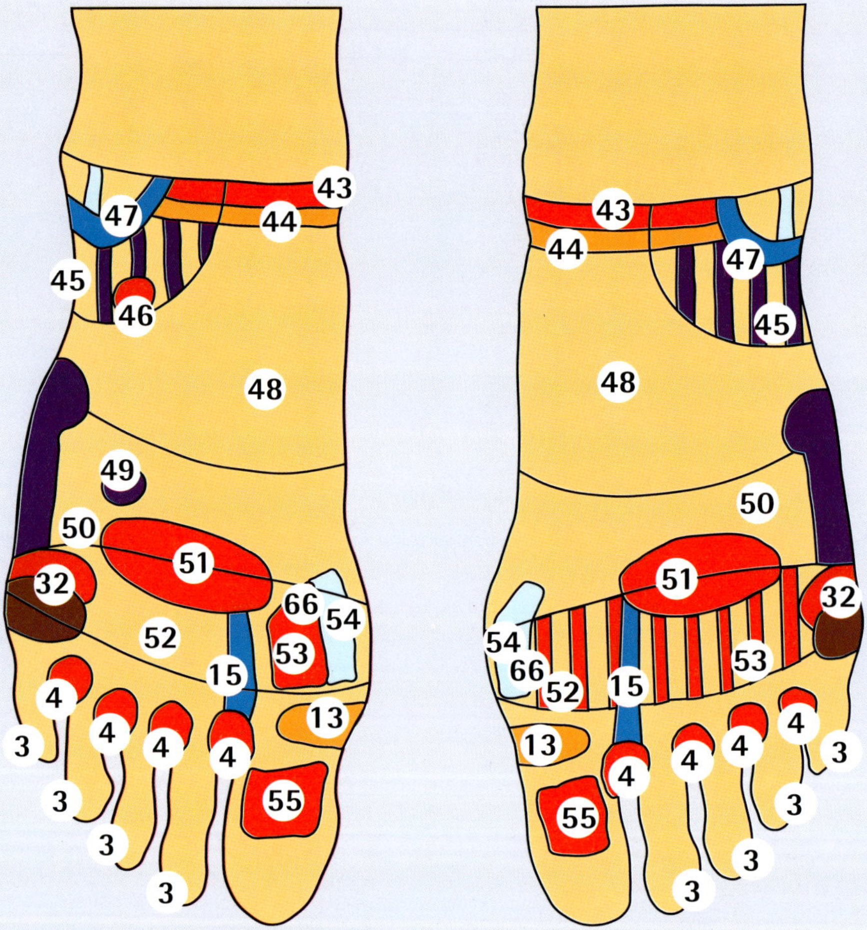

3	Stirn, Kieferhöhle, Zähne
4	Ohr, Tonsille (Mandel), seitliche Lymphstränge
13	Schilddrüse, Hals
15	Luft- und Speiseröhre, Bronchien
32	Lymphknoten
41	Ellbogen
43	Lymphknoten, Leiste
44	Leistenkanal, Eileiter
45	Beckenbereich, Unterbauch
46	Appendix
47	Hüftgelenk
48	Bauchdecke
49	Gallenblase
50	Rippen
51	Brustdrüsen
52	Schultergürtel
53	Herz (Bezugszone)
54	Brustbein
55	Nasen-Rachen-Raum, Mundhöhle
66	Thymusdrüdse

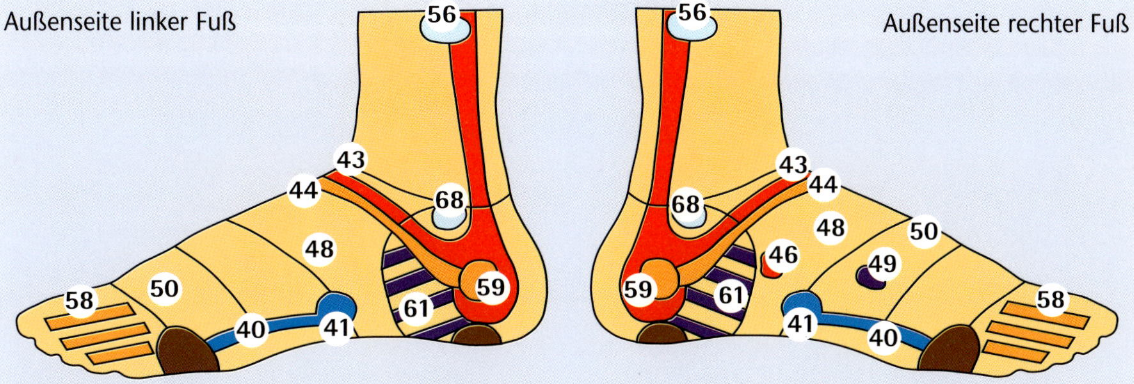

40 Oberarm
41 Ellbogen
43 Lymphknoten, Leiste
44 Leistenkanal, Eileiter
46 Appendix
48 Bauchdecke
49 Gallenblase
50 Rippen
56 Knie
58 Kopf
59 Ovarien, Hoden (Bezugszone)
61 Gesäßmuskulatur
68 Symphyse

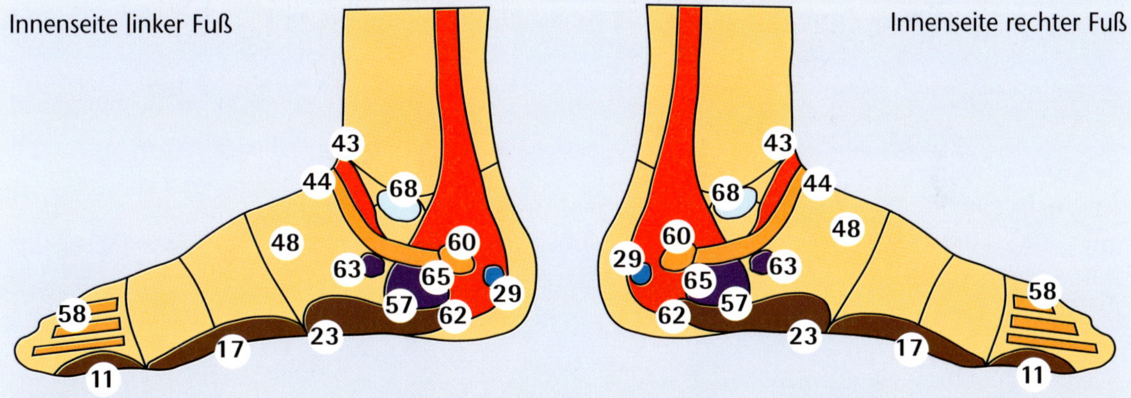

11 Halswirbelsäule
17 Brustwirbelsäule
23 Lendenwirbelsäule
29 Rektum, After
43 Lymphknoten, Leiste
44 Leistenkanal, Eileiter
48 Bauchdecke
57 Blase
58 Kopf
60 Uterus, Prostata, Hoden
62 Steißbein
63 Kreuzbein-Darmbein-Fuge
65 Männliche und weibliche Genitalien
68 Symphyse

Die Hand als Werkzeug

Das wichtigste Werkzeug der Fußreflexzonenmassage ist der Daumen: Er soll nicht nur greifen, sondern auch fühlen.

Wozu der Mensch einen Daumen besitzt

Die Hand hat gegenüber dem Fuß eine Besonderheit: den Daumen. Dadurch, daß wir den Daumen den anderen Fingern gegenüberstellen können, sind wir in der Lage, etwas zu »begreifen«. Der Daumen ist in der Fußreflexzonenmassage unser wichtigstes Werkzeug. Wir müssen lernen, mit dem Daumen zu fühlen. Wenn Sie Ihren Fuß in die Hand nehmen, so können Sie die Festigkeit der Fußsohle fühlen. Üben Sie leichten Druck aus, so entdecken Sie, daß es weiche und harte Stellen darunter gibt. Manche Stellen knirschen, wenn man auf sie drückt, andere fühlen sich schwammig an. Wieder andere sind trocken und faltig. All dies ist von Bedeutung.

Das richtige Feeling

Sie müssen lernen, mit dem Daumen richtig zu kneten. Hierzu eine Bitte vorweg: Seien Sie lieb zu Ihrem Daumen! Eine Fußreflexzonenmassage kann je nach Ausdauer bis zu einer Stunde dauern.

Achten Sie auf Ihren Daumen

- **Beginnen Sie stets mit kürzeren Massagen, bis sich die Muskeln und Gelenke Ihres Daumens gekräftigt haben. Vor allem das große Daumengelenk nimmt es Ihnen sehr übel, wenn Sie es überanstrengen.**
- **Arbeiten Sie nur mit leichtem Druck. Sie brauchen kein Loch in den Fuß zu drücken, sondern Sie sollen die verschiedenen Schichten erspüren. Dazu bedarf es eines langsam steigenden Druckes.**

Der Aufbau des Fußes

Nehmen Sie sich jetzt einmal die Zeit, Ihren Fuß ganz genau zu betrachten. Anatomisch entspricht der Fuß recht gut der Hand, mit dem Unterschied, daß die große Zehe nicht wie der Daumen abspreizbar und der Fußsohle gegenüberzustellen ist. Grob gesagt, unterscheiden wir am Fuß drei Zonen:

Der Vorderfuß

Er umfaßt die Zehen sowie den Fußballen. Genaugenommen geht er exakt bis zur Gelenklinie zwischen Mittelfuß und den Zehengrundgelenken. Jede Zehe, mit Ausnahme der großen Zehe, besteht aus drei Knochen, die in zarten Gelenken miteinander verbunden sind. Diese Gelenke sind nur in Richtung Zehenunterseite aktiv zu beugen. Nach hinten können sie nur passiv durch Überstreckung der Bänder (etwa mit der Hand) gekrümmt werden. Die Zehengrundgelenke münden in die fünf Mittelfußknochen, die zusammen mit den sieben Sprunggelenkknochen wiederum eine Gelenkfläche bilden (siehe nebenstehende Abbildung).

Der Mittelfuß

Den Übergang vom Vorderfuß zum Mittelfuß legen wir ungefähr einen Fingerbreit unterhalb der Zehenfurche fest, die den Übergang der Zehen zum Fußballen darstellt.

Die Fersenzone

Den zweiten Übergang, vom Mittelfuß zum Fersengebiet, legen wir an die Stelle, wo ein kleiner Höcker an der Außenseite des Fußes tastbar ist, ziemlich genau in der Mitte der Fußwölbung. Der Fußinnen- bzw. -außenknöchel gibt jeweils den Übergang vom Fuß in den Unterschenkel an. Auf der Fußrückseite entsprechen sich diese beiden Zonen:

- Die Furche hinter den Zehen zum Fußrücken (Vorderfuß)
- Eine gedachte Linie über den Fußrücken, dort, wo die größte Krümmung des Fußrückens ist (Mittelfuß)

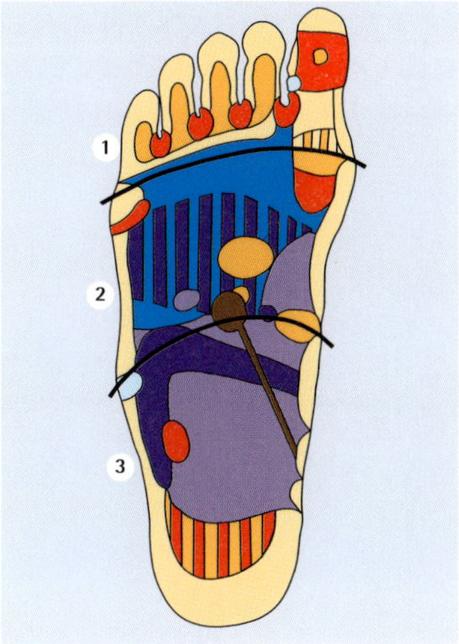

1 Vorderfuß
2 Mittelfuß
3 Fersenregion

Es ist nicht nötig, daß Sie die genaue anatomische Bezeichnung der einzelnen Knochen lernen. Wichtig ist lediglich, daß Sie sich ungefähr den Übergang dieser drei Fußbereiche merken.

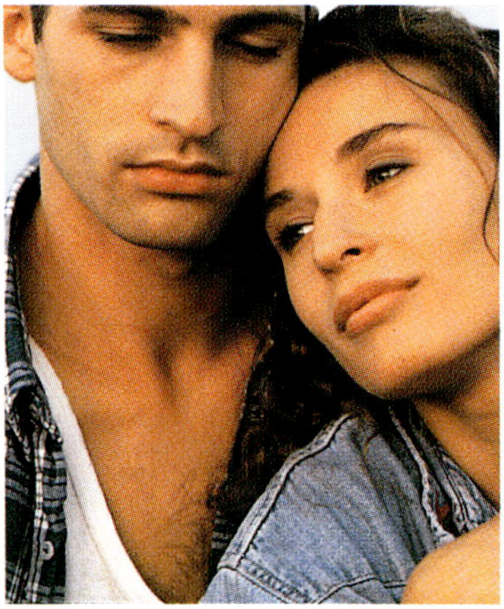

Gefühl und Härte: Die Fußreflexzonenmassage wird mit sanftem Druck ausgeführt.

Wenn Sie die Fußreflexzonenmassage wirklich entspannen soll, müssen Sie für ein ruhiges und angenehmes Ambiente sorgen.

Die erste Massage

Bevor Sie beginnen, sollten Sie die richtige Atmosphäre herstellen. Dies ist bei jeder Behandlung mindestens genauso wichtig wie die Massage selbst. Sorgen Sie dafür, daß Sie eine halbe bis eine Stunde ungestört sein können. Nichts ist unangenehmer, als wenn Sie plötzlich aufspringen müssen, nur weil das Telefon ununterbrochen klingelt. Selbst wenn Sie es nicht tun – die Muskeln und Nerven Ihres Körpers gehen in Gedanken zum Telefon. Dies bezeichnet man als Pawlowschen Reflex. Alles im Körper wird darauf eingestellt, sich wieder einmal dem Diktat des Telefons zu unterwerfen. Oder kennen Sie jemanden, der nicht zum Telefon geht, wenn es klingelt? Die Entspannung ist dahin. Denn wenn Sie nicht gehen, dann werden Sie sich die nächsten Stunden fragen, wer wohl angerufen hat.
Und noch ein paar Dinge sollten Sie beachten, bevor Sie mit der Massage beginnen.

Der Raum sollte angenehm warm sein!
Dies ist vor allem wichtig, wenn man einen Partner, Nachbarn oder Kunden massiert. Da die Sitzung etwas länger dauern kann, kühlt der Körper sonst schnell aus. Vielleicht halten Sie sogar in einem normal temperierten Raum eine Decke bereit.
Stellen Sie sich geistig darauf ein, was Sie tun wollen!
Diese Regel aus dem mentalen Training der Sportler hilft Ihnen auch, hier effektiver zu sein.
Schneiden Sie Ihre Fingernägel kurz!
Mit zu langen Fingernägeln werden Sie nämlich unangenehme Spuren am Fuß erzeugen.

Was Sie sonst noch brauchen? Eigentlich nichts weiter. Gegen etwas Öl zum Schluß der Massage ist jedoch nichts einzuwenden. Hier eignet sich Jojobaöl gut, das Sie selbst mit natürlichen Duftstoffen mischen können (Grapefruitöl hat sich bewährt).

Selbstmassage

Die Fußreflexzonenmassage ist eine der wenigen Massageformen, die Sie ganz unabhängig an sich selbst durchführen können. Es reichen: ein bequemer Sessel mit gerader Rückenlehne, ein Sofa sowie eventuell ein Kissen.

Legen Sie dieses Buch am besten so neben sich, daß Sie die Übersichtskarten der Fußreflexzonen (Seite 11ff.) gut sehen können. Auf diese Weise können Sie während der Massage immer mitverfolgen, wo Sie gerade sind.

- Waschen Sie zunächst kurz die Füße, trocknen Sie sie gut ab, und ziehen Sie einen Strumpf wieder an.
- Legen Sie dann das unbestrumpfte Bein so auf den Oberschenkel des anderen, daß die Fußsohle nach oben zeigt.

Sollte es Ihnen nicht gelingen, das Bein so zu legen, daß die Fußsohle nach oben zeigt, so ist es vielleicht notwendig, daß Sie abnehmen. Oder Sie betreiben regelmäßig Gymnastik, um gelenkiger zu werden. Manchmal hilft es, ein weiches Kissen unter das Knie zu legen.

Nicht mit Gewalt!

- **Gerade ältere Personen haben oft Mühe, das Bein in die oben beschriebene Position zu bringen. Versuchen Sie es bitte nicht mit Gewalt!**
- **Bei Krampfadern ist es nicht ratsam, die Beine längere Zeit stark abzuknicken, weil dadurch die Durchblutung beeinträchtigt ist.**

Wenn es mit der Beinhaltung gar nicht klappen will, dann sollten Sie erst einmal gymnastische Beinübungen betreiben und sich in dieser Zeit von jemand anderem behandeln lassen.

Sie dürfen einen anderen Menschen nur gegen Entgelt behandeln, wenn Sie Arzt, Masseur, Krankengymnast oder Heilpraktiker sind. In allen anderen Fällen ist dies nicht erlaubt. Für Kosmetiker und Fußpfleger ist es allerdings möglich, zur Unterstützung der kosmetischen Behandlung die Füße zu massieren. Es darf aber nicht mit dem Versprechen der Heilung von Krankheiten oder Gebrechen behandelt werden.

Partnermassage

Viel entspannender und angenehmer als die Selbstmassage ist die Massage von Partner zu Partner. Der Vorteil ist, daß die Beine locker gestreckt gehalten werden können und die Rückenmuskulatur entspannt ist.
Besorgen Sie sich eine gute Unterlage, damit sich Ihr »Opfer« hinlegen kann – und zwar in Rückenlage: Ein Sofa, bei dem die Füße über das Ende hinausgestreckt werden können, ein Liegesessel oder das Bett ist bestens geeignet. Sie selbst sitzen bequem am Fußende und haben die Füße des Partners vor sich. Aus diesem Grund ist der Boden nicht so gut geeignet. Sie müßten sich zu sehr bücken und würden sich dann leichter verkrampfen.

Massagetechniken

Beginnen Sie damit, daß Sie den Fuß (Ihren eigenen oder den des Partners) mit beiden Händen fassen. Die Daumen liegen auf der Fußsohlenseite, die Finger auf dem Fußrücken. Wichtig ist dabei vor allem eine gute Handauflage, damit Sie die Massage unverkrampft durchführen können.

Der richtige Fuß-Hand-Kontakt

- Halten Sie stets guten Kontakt mit der ganzen Hand! Wenn Sie den Fuß zu sehr mit den Fingerspitzen fassen, so bleibt Luft zwischen den Handflächen und dem Fuß. Besonders der Daumenballen muß am Fuß anliegen.
- Dieser Kontakt ist wichtig, damit das Daumengrundgelenk von unten Unterstützung hat und sich nicht umbiegen kann. Es könnte sonst auf Dauer Schaden nehmen. Außerdem ist diese Haltung komfortabler.

- Achten Sie am Anfang mehr auf Ihre Hände als auf die Füße – auch wenn es letztlich um die Füße geht. Im Eifer des Gefechtes werden Sie sonst die oben genannten Regeln schnell vergessen.

Zunächst bitte planlos und sanft

Erfassen Sie die Beschaffenheit Ihres Fußes, indem Sie mit leichten streichenden Bewegungen des Daumens die Fußsohle betasten. Sie können lernen, wie weich, wie warm und wie feucht der Fuß ist. Streichen Sie zuerst völlig ohne Plan über den Fuß, über die Zehen und Fersen.

Natürlich ist eine gute und »luftdichte« Auflage der ganzen Hand nicht an allen Zonen des Fußes möglich; wenn Sie jedoch am Mittelfuß arbeiten, ist sie wirklich Pflicht.

Achten Sie auf die »Zapfen«!

Doch Vorsicht ist auch bei den Streichungen geboten, denn: Die Zehen sind die fünf »Zapfen« vorne am Fuß!

- Sie sind noch empfindlicher als Ihr Daumengelenk.
- Wenn Sie auf die Zehen drücken, so müssen Sie stets von der Rückseite mit den Fingern eine Auflage schaffen, damit die Zehen nicht umknicken.
- Das ist besonders wichtig, wenn es um fremde Zehen geht!

Normalerweise fühlen sich die leichten streichenden Bewegungen angenehm an. Sollten Sie aber bereits hier auf schmerzhafte Stellen stoßen, so werfen Sie einen Blick auf die Gesamtabbildungen der Reflexzonen (Seite 11ff.). Schmerzhafte Stellen deuten auf Störungen des Organismus hin.

Gehen Sie auf Entdeckungsreise!

Streichen Sie in oben beschriebener Weise weiter, bis Sie das Gefühl haben, nun die Unterseite Ihres Fußes entdeckt zu haben. Möglicherweise ist jetzt ein kalter Fuß bereits ein wenig wärmer geworden oder ein feuchter etwas trockener.

Halten Sie den bereits massierten Fuß warm, oder ziehen Sie Ihren Strumpf wieder an. Der Energiestrom der Massage und die dadurch gewonnene Wärme werden auf diese Weise gespeichert; die entspannende Wirkung bleibt länger erhalten.

Auch die Oberseite des Fußes, der Fußrücken, ist interessant. Hier befindet sich wesentlich weniger »Fleisch«, deshalb spürt man die Härte der Knöchel und Sehnen früher. Auch hier wenden Sie bitte nur streichende Bewegungen an.
Experimentieren Sie, und spielen Sie mit Ihren Bewegungen. Wenn Sie nur leicht streichen, können Sie nichts falsch machen.
Im Anschluß daran können Sie das Gebiet um die Ferse, die Fußgelenke und den unteren Teil des Unterschenkels ebenfalls bearbeiten. Machen Sie dies so lange, wie Sie daran Spaß haben.
Sie werden sehen, daß Sie eine ganz neue Beziehung zu Ihren Füßen bekommen. Im Prinzip haben Sie damit bereits eine Kurzform der Fußmassage gelernt, die Sie anwenden können, wenn Ihre Beine durch langes Laufen erschöpft sind. Der andere Fuß wird in genau der gleichen Weise bearbeitet.

Jetzt gehen wir tiefer

Die eigentliche Fußreflexzonenarbeit beginnt erst, wenn Sie die Füße auf oben geschilderte Weise aufgewärmt und vorbereitet haben. Es gibt zwei Möglichkeiten, den Fuß durchzuarbeiten: von der Ferse zu den Zehen oder umgekehrt. Ich persönlich beginne lieber bei den Zehen – da sie die Kopfzone repräsentieren und da wir alle etwas zu sehr im oberen Bereich verhaftet sind –, obwohl die Zehen am schwierigsten zu bearbeiten sind. Doch wichtig ist zunächst, daß Sie den richtigen Massagegriff anwenden.

Der Raupengriff

Bei diesem Massagegriff liegt die massierende Hand möglichst dicht am Fuß auf. Mit einer abknickenden Bewegung des Daumenendgliedes üben Sie langsam Druck auf den Fuß

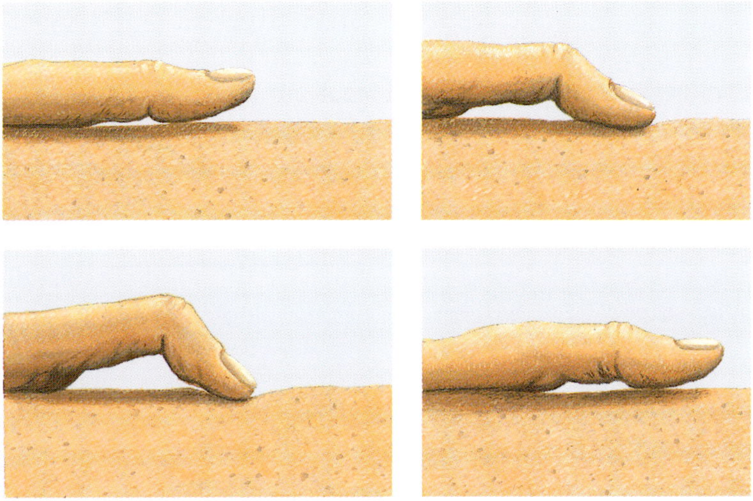

***Die »Raupentechnik«:* Durch Beugen und Strecken des Daumengliedes entsteht die »Raupentechnik«. Dabei behält das letzte Glied des Daumens durchgehend Kontakt zu der Stelle des Fußes, die massiert werden soll; lediglich der Druck verändert sich durch Beugen und Strecken.**

(beispielsweise auf die große Zehe) aus – wie eine Raupe, die sich durch Zusammenkrümmen vorwärts bewegt.
Spätestens jetzt werden Sie merken, ob Sie Ihre Fingernägel kurz genug geschnitten haben. Wenn nicht, dann holen Sie dies bitte nach. Es können dann bei einer Massage drei Erscheinungen auftreten:

- Es geschieht überhaupt nichts Besonderes.
- Es schmerzt, so als ob Sie Ihre Fingernägel nicht genug geschnitten hätten, und zwar an einer umschriebenen Stelle. Stellen Sie dann durch Wiederholung sicher, daß Sie nur mit der Daumenkuppe arbeiten und nicht versehentlich doch mit den Fingernägeln.
- Es knirscht ganz leicht, und es fühlt sich an, als seien kleine Sandkörner unter der Haut. Auch dies schmerzt manchmal.

Die beiden letzten Erscheinungen sind Zeichen einer gestörten Zone. Es kann an manchen Stellen derartig weh tun, daß Sie diese Zone nicht anders als mit unseren bereits gelernten Streichungen bearbeiten können. Kneten Sie Schmerzzonen nicht zu lange, sondern arbeiten Sie um sie herum.

Versichern Sie sich immer wieder, daß Sie nur mit dem Daumen arbeiten, genauer gesagt, mit der Daumenkuppe.

Im folgenden finden Sie Illustrationen von Fußsohle, Fußrückseite sowie Innen- und Außenseiten. Es handelt sich immer um die linke Fußsohle (als ob Sie einem Partner auf die Sohlen schauen) und den linken Fußrücken (als ob Sie von oben auf Ihre Füße schauen). Alle links behandelten Reflexpunkte liegen spiegelbildlich auf der rechten Fußsohle bzw. dem rechten Fußrücken. Wenn dies nicht der Fall ist, werden beide Seiten abgebildet.

Der angenehme Schmerz – gibt es den?

Ich höre bei den Massagen immer wieder, daß es weh tut, aber gleichzeitig sehr angenehm sei. Nein, nur keine Angst: Sie sind kein Masochist. Den angenehmen Schmerz gibt es sehr wohl. Er zeigt, daß das Gewebe nach Berührung und Massage ruft, um abgelagerte Schlacken abzubauen.
Obwohl noch niemand die Knötchen, die unter der Haut gelegentlich als »Sand« zu fühlen sind, untersucht hat, bin ich doch sicher, daß es sich (wie auch in der größeren Muskulatur) um Verhärtungen durch Stoffwechselschlacken handelt. Für diese Anschauung spricht auch, daß die Knötchen sich nach mehreren Sitzungen aufzulösen beginnen.
Auch die Schmerzen, die Sie an manchen Stellen empfinden mögen, verschwinden oft mit der Zeit, und damit verschwinden gleichzeitig die Störungen, die sie verursacht haben.

Lektion 1: Die Zehen

Die Seiten aller Zehen stellen die Lymphzonen dar, also den Fluß der Lymphe in den Organen, während die Unterseiten der Zehen mehr für die Organe direkt zuständig sind. Die Lymphe entsteht aus der Blutflüssigkeit, die in die Gewebespalten austritt und diese durchströmt. Dort wird sie von speziellen Leitungen, den Lymphgefäßen, wieder aufgefangen und ans Blut zurückgeleitet.

Die große Zehe

Beginnen Sie bei der Massage mit der großen Zehe. Bei ihr können Sie schon eine Menge lernen. Wir finden dort viele wichtige Gehirnzonen, einschließlich der Drüsen (siehe Abbildung auf Seite 23).

Das Gehirn und die Hirnanhangsdrüse (Hypophyse) befinden sich genau in der Mitte des obersten Zehengliedes. Massieren Sie die große Zehe in der schon beschriebenen »Raupentechnik« (siehe Seite 21). Wenn Sie einige Sicherheit im Umgang mit dem Raupengriff gewonnen haben, können Sie sich zu den Seiten der Zehe bewegen, um dort die Lymphzonen zu massieren. Hier gehen Sie ähnlich vor, indem Sie sich an den Außenseiten »hochraupen«. Sie können später auch leicht zwickende Anwendungen durchführen.
Wenn Sie die große Zehe auf diese Weise unten, innen und außen bearbeitet haben, so sind folgende Organe durchgeknetet: erster Zahn, Gehirn, Kleinhirn, Hirnanhangsdrüse (Hypophyse), Schädel, Schädelbasis, Mastoid, Nacken sowie der Beginn der Halswirbelsäule und alle Lymphzonen.
Das Mastoid ist eine schwammartige Auflockerung des Schädelknochens direkt hinter dem Ohr. Das Mastoid hat eine enge Beziehung zum Ohr und kann sich in der Folge einer Mittelohrvereiterung ebenfalls stark entzünden.

Ein Wort zur Wirbelsäule

Die Wirbelreflexzonen befinden sich stets auf der Innenseite des Fußes, und zwar am Übergang von der Fußsohle zur Innenseite (siehe nebenstehende Abbildung). Sie müssen sich hier eine mit Filzstift gezogene Linie vorstellen, die von der großen Zehe bis zu den Ferseninnenseiten läuft. In diesem Gebiet sind sehr oft gestörte Zonen zu bemerken.
Der Übergang von der Halswirbelsäule zur Brustwirbelsäule befindet sich in Höhe des Zehenballens, der bisweilen zu einer Abknickung der großen Zehe, einem sogenannten Hallux valgus, führt. Diese Veränderung des Zehengrundgelenks betrifft fast ausschließlich Frauen, die das falsche Schuhwerk tragen. Häufig sind auch die entsprechenden Halswirbelsäulenabschnitte von Störungen betroffen.

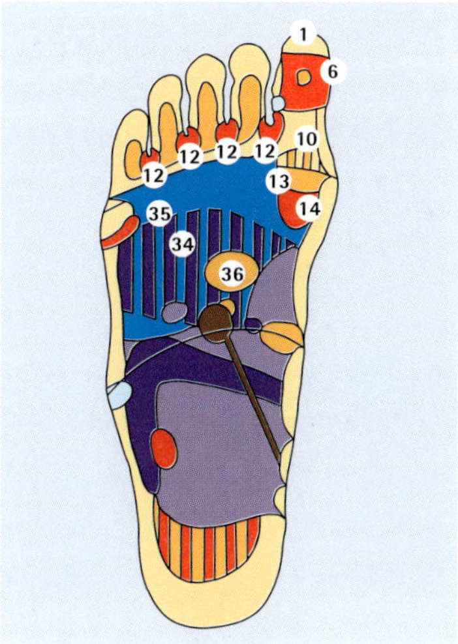

1 Schädel; 6 Gehirn; 10 Nacken; 12 obere Lymphwege; 13 Schilddrüse, Hals; 14 Herz; 34 Leber; 35 Lunge; 36 Solarplexus, Zwerchfell

Stützen Sie bitte die Zehengelenke immer von hinten her ab, um ein Durchknicken zu verhindern.

Die zweite Zehe

Auch alle weiteren Zehen sind so wichtig, daß es einen wundert, warum Fußreflexzonenmassage nicht zu einem Schulfach geworden ist. Achten Sie bei den restlichen Zehen noch mehr auf die empfindlichen Zehengelenke. Immer gut von hinten mit den durchgestreckten Fingern der anderen Hand abstützen!

Von unten nach oben

Nehmen Sie sich die zweite Zehe von unten nach oben vor (siehe nebenstehende Abbildung). Auch der Zwischenraum zwischen der großen Zehe und der zweiten ist sehr wichtig, da dort das Lymphabflußgebiet der Kopfregion beginnt. Pressen und zwicken Sie es leicht. Dann arbeiten Sie sich in der gewohnten Weise als Mikroraupe die Zehe hoch, mit leichtem, aber bestimmtem Druck. Sie werden sich wundern, wie viele empfindliche Stellen es hier geben kann. Denn hier befinden sich im unteren Teil die Reflexzonen der Augen. Bei ermüdeten Augen, aber auch bei Weitsichtigkeit und Kurzsichtigkeit sollten Sie diese Zone täglich massieren. Am Zehenendgelenk befinden sich weitere sehr wichtige Punkte: die Zähne und Nebenhöhlen (Kiefer- und Stirnhöhle).

Diese Organe sind häufig Ausgangspunkte für chronische Entzündungen, und deshalb sind die Stellen am Fuß oft empfindlich. Manchmal kommt die entsprechende Stelle erst nach drei- bis viermaligem Durcharbeiten zur Geltung. Deshalb sollten Sie nicht zu kurz massieren. Beachten Sie auch die Seiten der Zehen. Hier verlaufen nämlich ebenfalls die Lymphzonen. Wenn Sie immer wieder schmerzhafte Stellen in dieser Region finden, könnte es Zeit sein, den Zahnarzt wieder einmal aufzusuchen! Bisweilen können nämlich Entzündungen oder gar Vereiterungen der Zähne unbemerkt vor sich gehen.

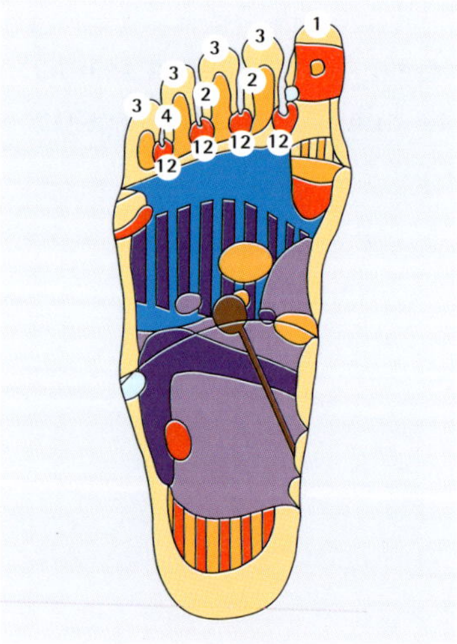

1 Schädeldach; 2 Auge; 3 Zähne; 3 Stirnhöhle, Kieferhöhle; 4 Ohr; 12 Lymphzonen

Die dritte und die vierte Zehe

In gleicher Weise, wie vorher beschrieben, arbeiten Sie die weiteren Zehen durch. Beginnen Sie mit den Zwischenräumen zwischen den Zehen, gehen Sie dann von unten nach oben zur Zehenspitze. Danach streichen Sie die Seiten und zwicken sie leicht mit den Fingerkuppen. Auch hier haben Sie es wieder mit den Zonen der Augen, Zähne und Nebenhöhlen zu tun (siehe Abbildung auf Seite 24). Die äußeren Seiten dieser Zehen bilden die Backenzahnregion.

Zähne – nicht hundertprozentig bestimmbar

Die kleine Zehe entspricht etwa dem Weisheitszahn und dem letzten Backenzahn, die zweite Zehe etwa den Vorderzähnen. Aber Vorsicht: Bei den Zähnen ist die Zuordnung nicht ganz hundertprozentig möglich, da eine Region in die andere übergreifen kann. Sie können also nur in etwa die betroffene Region im Kiefer (plus/minus ein Zahn) angeben. Eventuell finden Sie auf der Zehenrückseite eher den Oberkiefer und auf der Unterseite den Unterkiefer (siehe Abbildung auf Seite 27). Aber auch dies ist nicht hundertprozentig sicher.

Wenn Sie Schmerzen in der Zahnzone der Zehen spüren, sollten Sie unbedingt den Zahnarzt aufsuchen. Kranke Zähne können sich auf alle möglichen Körperregionen negativ auswirken.

Ein Beispiel aus der Praxis

Ein besonders anschauliches Beispiel erlebte ich einmal bei einem Patienten mit chronischen Kniegelenksbeschwerden. Bei diesem Mann war am Fuß sogar der gesamte Zahnbereich an der dritten und vierten Zehe zu ertasten. Durch eine Röntgenaufnahme stellte der Zahnarzt fest, daß der fünfte Zahn rechts im Unterkiefer eine Vereiterung aufwies, die der Patient gar nicht bemerkt hatte, weil sie nicht schmerzte. Nachdem diese Stelle auskuriert worden war, waren auch die Kniebeschwerden verschwunden.

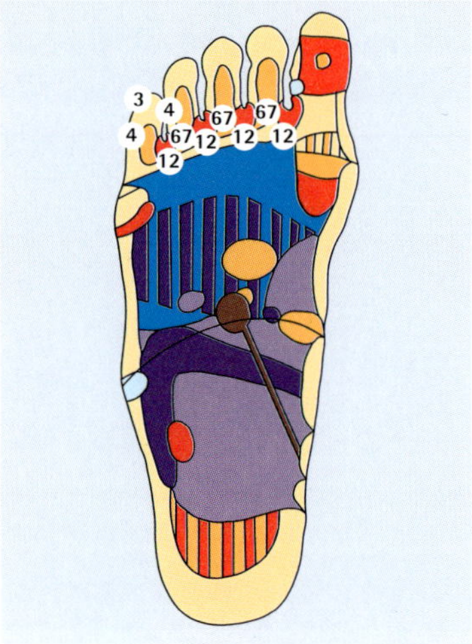

3 Stirn und Kieferhöhlen;
4 Ohr, Mandeln;
12 Lymphzonen;
67 Tuben

Der gesamte Kopfbereich findet sich am Fuß an den Zehen wieder.

Die kleine Zehe

Wenn Sie sich an die Zehnzonenlehre erinnern (siehe Seite 7), werden Sie verstehen, daß hier logischerweise die Ohren sein müssen. Denn alles, was außen am Körper ist, findet sich auch außen am Fuß. Die Ohrenreflexpunkte liegen genau am unteren Zehenglied sowie am darüberliegenden Zehengelenk (siehe nebenstehende Abbildung).
Hier gibt es recht häufig Störungen. Dies rührt daher, daß viele Menschen in der Kindheit Mittelohrentzündungen hatten, die zu chronischen Belastungen des Ohrlymphatikums führten. Besonders die Masern scheinen gern derartige chronische Störungen nach sich zu ziehen. Chronischer Schwindel, Ohrenrauschen und Benommenheitsgefühl im Kopf können einem dann das Leben sauer machen. Interessanterweise findet der HNO-Arzt in diesen Fällen fast nie eine Entzündung. Die konsequente Fußreflexzonenmassage dieser Punkte bringt jedoch in den meisten Fällen, die ich in meiner Praxis habe, eine Linderung der Beschwerden. In einem Fall traten sogar erneut Eiterungen des Mittelohrs auf, doch nach Ausheilung verschwanden auch alle übrigen Symptome des Patienten.

Ein kleiner Gang mit großer Wirkung

Besondere Aufmerksamkeit sollten wir einer Zone widmen, die genau am Unterrand der Augen- und Ohrenzone, von der fünften Zehe zur zweiten verläuft: Das sind die Tuben. Dieser kleine Gang sorgt für die Verbindung vom Nasenraum zum Innenohr. Wenn Sie beim Landeanflug eines Flugzeuges ein Druckgefühl in den Ohren verspüren, so sorgen die Tuben beim Schlucken dafür, daß dieser Druck wieder ausgeglichen wird. Sehr leicht verkleben die Tuben nach Erkältungen und bereiten dann Ohrenschmerzen.

Die Rückseite der Zehen

Zum Abschluß der Behandlung nehmen wir uns die Rückseiten der Zehen vor (siehe nebenstehende Abbildung). Hier werden Sie aus praktischen Gründen eher die Seitenanteile bearbeiten, denn Sie werden merken, daß hier wesentlich mehr Druckpunkte liegen als auf den Oberseiten. Auch die Zehenzwischenräume – diese sind alle Lymphzonen – sind von hier aus gut zu finden. Zwischen der großen Zehe und der zweiten finden Sie einen weichen Kanal, welcher sich in Richtung Fußrücken hinaufzieht. Diesen sollten Sie jetzt ebenfalls schon bearbeiten. Es handelt sich um eine der wichtigsten Lymphzonen des Kopfes und Halses. Vor allem in der Tiefe finden Sie die Schmerzstellen. Also: Gehen Sie mit dem Raupengriff vorsichtig etwas tiefer.

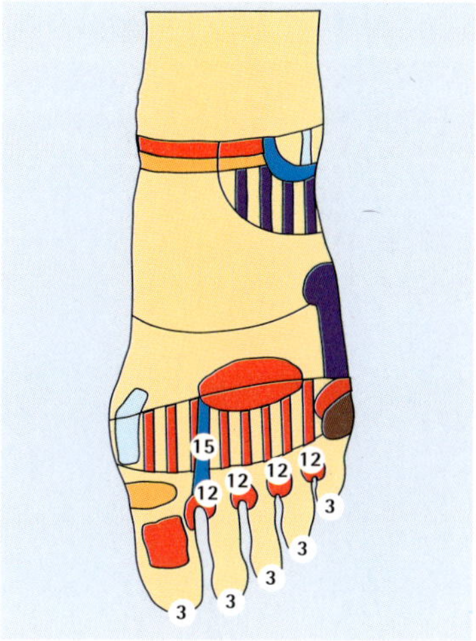

3 Zähne und Kieferhöhle; 12 Lymphzonen; 15 Luft- und Speiseröhre, Bronchien

Schmerz verkrampft – Krampf erzeugt Schmerz

Wenn Sie die vorher genannten ersten Reflexzonenpunkte bei Ihrer Gattin oder Ihrem Gatten bearbeiten, dann werden Sie sich möglicherweise daran erfreuen, wie sehr Sie sie/ihn in Ihrer Hand haben! Ein kleiner Druck mit dem Daumen an der richtigen Stelle – und sie/er bittet um Gnade. Seien Sie bitte lieb zueinander. Der Druck auf Schmerzzonen kann sehr weh tun. Deshalb empfehle ich, die ersten Versuche mit einem Freund oder einer Freundin zu machen, denn die verlassen Sie spätestens nach der zweiten derartig brutalen Behandlung. Um eine Schmerzzone wird vorsichtig herumgearbeitet. Wird der Schmerz trotzdem bei jeder Berührung größer, dann lassen wir die Zone einmal ganz aus. Durch Schmerz wird eine Abwehrreaktion ausgelöst, die zur Verkrampfung der Blutgefäße und Muskeln führt. Dies ist das Gegenteil dessen, was wir erreichen wollen. Außerdem wird das Vertrauen Ihres Partners in Sie geschädigt.

Schmerz während der Fußreflexzonenmassage zeigt nur an, in welchen Zonen Störungen vorhanden sind. Es ist nicht Ziel der Behandlung, Schmerzen auszulösen!

Wenn die Fußreflexzonenmassage nicht möglich ist, kann man auch eine Handreflexzonenmassage durchführen. Es gibt verschiedene Möglichkeiten, Reflexzonenmassagen an anderen Körperteilen zu betreiben – doch diese sollten Sie den Fachleuten überlassen.

Wenn's kitzelt

Wir müssen an dieser Stelle auf ein weiteres Problem zu sprechen kommen, welches bei der Partnermassage manchmal auftreten kann: Ihr »Opfer« (Patient, Freund etc.) ist kitzlig. In diesem Fall ist eine Entspannung nicht möglich. Besonders Männer scheinen sehr gerne kitzlig zu sein, obwohl man geneigt ist, diese Eigenschaft eher den Frauen zuzuschreiben. Meiner Ansicht nach ist dies oft ein Zeichen dafür, daß Ihr Partner wenig Gespür für sich selbst hat oder aber einen anderen nicht so gern vertrauensvoll an sich herankommen lassen möchte.

Manchmal ist er/sie aber auch einfach nur kitzlig – ohne ein psychisches Problem zu haben. Probieren Sie doch einmal folgendes aus:

- Legen Sie die Hände flach an die Fußsohle und den Fußrücken. Toleriert Ihr Partner dies, dann reiben Sie die Füße flächig mit Ihren Händen.
- Findet er dies kitzlig, so nehmen Sie ausnahmsweise ein Öl zu Hilfe und »glitschen« den Fuß so richtig ein. Oft wird dies als angenehmer empfunden.
- Probieren Sie aus, ob ein etwas festerer Druck als weniger unangenehm empfunden wird. Vielleicht gehen Sie nur zu zaghaft vor.

Helfen alle diese Maßnahmen nicht, so haben Sie – genauer gesagt, Ihr Partner – Pech gehabt.

Nehmen Sie doch mal die Hand in die Hand!

Als Alternative können Sie manchmal anstatt der Füße die Hände massieren. An den Händen lassen sich ähnliche Ergebnisse erzielen. Das Grundschema ist das gleiche: Denken Sie sich einfach die Finger als Zehen und die Handwurzel als Ferse. Die Lage der Zonen ist etwa gleich.

Lektion 2: Der Fußballen und der Mittelfuß

Nachdem Sie die Kopfregion, also die Zehen, durchgearbeitet haben, schließt sich die Brustregion an. Diese Reflexpunkte sind weniger diffizil als die Kopfzonen, da keine empfindlichen Gelenke vorhanden sind. Hier sollten Sie jedoch sehr auf Ihren Daumen achten, da in der Mittelfußregion ein stärkerer Druck vonnöten ist.
Denken Sie sich die Strecke zwischen Fußballen und Ferse etwa halbiert. In diesem Bereich liegen alle wichtigen Brustorgane (siehe Abbildung auf Seite 30). Die Halbierungsstrecke entspricht dem Nabel. Gemäß der Zehnzonenlehre finden wir alle Organe und deren Lage an den entsprechenden Fußreflexzonengebieten. Links und rechts sind also unterschiedliche Organe zu finden. Im folgenden werden Sie gleichzeitig einen kleinen Auffrischungskurs in Anatomie bekommen.

Nicht alle Organe sind im Körper symmetrisch angeordnet, entsprechend dazu liegen bestimmte Reflexzonenpunkte nur (oder eher) an einem Fuß. Dies gilt z.B. für Herz-, Leber-, Magenpunkte.

In der Mitte – das Sonnengeflecht

Legen Sie den Daumen etwa in der Fußmitte an. Hier treffen Sie oft bereits den ersten wichtigen und häufig auch empfindlichen Punkt: das Sonnengeflecht (Plexus solaris oder auch Solarplexus). Das Sonnengeflecht ist eines der wichtigsten Nervenzentren im Bauchbereich, da es alle Eingeweideorgane des oberen Bauchraums mit Nervenverbindungen versorgt und auch die Durchblutung reguliert. Sie spüren die Wirkung des Sonnengeflechts, wenn Sie einen tüchtigen Schreck bekommen. Sie haben dann das Gefühl, als werde alles in Ihrem Bauch leer. Ein heftiger Stoß auf dieses Nervengeflecht verursacht schlimmste Atembeschwerden bis zum Atemstillstand, es »bleibt Ihnen die Luft weg«, und Sie können sogar ohnmächtig werden.

13 Schilddrüse; 14 Herz; 16 Magen, rechts; 19 Magen und Leber, links; 34 Leber; 35 Lunge; 36 Solarplexus, Zwerchfell

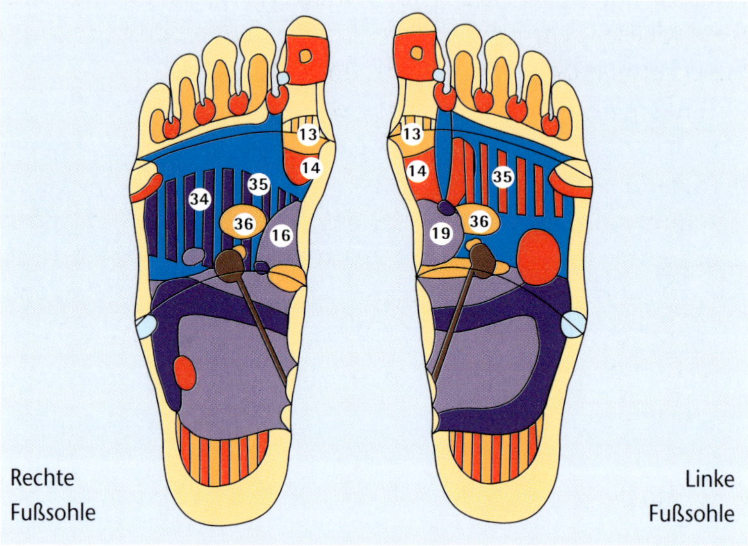

Das Sonnengeflecht ist relativ häufig gestört. Alle chronischen Erkrankungen der Oberbauchorgane finden auch im Sonnengeflecht einen Reflexpunkt.

Wenn die Atmung gestört ist

Man kann immer wieder feststellen, daß eine Fußreflexzonenmassage des Sonnengeflechtspunktes zu einer tieferen, entspannten Atmung führt. Das gilt vor allem beim liegend behandelten Patienten.

Unsere heutige, meist sitzende Lebensweise bringt es mit sich, daß das Zwerchfell nicht genügend Bewegung bekommt. Das Resultat: Die Atmung ist blockiert. Daher entfällt die regelmäßige innere Massage der Organe durch eine entspannte Atmung. Die Organe werden nämlich durch das Einatmen wie ein Schwamm zusammengedrückt, und beim Ausatmen füllen sie sich mit neuem Blut.
Diese innere Massage benötigt auch das Sonnengeflecht.
Vom Sonnengeflechtspunkt aus, den Sie einige Male mit leicht kreisenden, drückenden Bewegungen des Daumens massieren, »raupen« Sie sich am Rande des Fußballens zum Ansatzpunkt der großen Zehe hoch.

Hier kommen Sie durch die Gebiete von Leber, Lunge und Schilddrüse rechts sowie Herz, Lunge und Schilddrüse links. Sie erkennen bei dieser Aufzählung folgendes:

- Links (und auch rechts) liegt das Herz und rechts die Leber, genau die Lage, die die Organe auch im Körper haben.
- Manche Organe können sich in ihren Reflexzonen überschneiden. Das liegt daran, daß beispielsweise die Leber ein gutes Stück unter den Brustkorb reicht und damit in das Lungengebiet hineinwirkt und daß das Herz ebenfalls im Lungengebiet liegt, vor allem links. Deswegen fällt im Mittelfußbereich die Unterscheidung der Organe manchmal nicht ganz leicht.

Bei Herzproblemen sollten Sie sich den linken Fuß vornehmen, obwohl sich die Herzreflexzonen nicht ausschließlich am linken, sondern auch am rechten Fuß befinden.

Das Herz

Die Herzreflexzone befindet sich nicht nur am linken Fuß. Die wirkliche Lage des Herzens ist etwa in der Mitte des Brustkorbs, nach links in die Lunge hineinreichend. Bei den Fußreflexzonen suchen wir das Herz ziemlich direkt über dem Sonnengeflecht. Die Überschneidung mit der Lungenzone ist leider so groß, daß wir von der Lage der Schmerzpunkte in dieser Zone allein nicht unterscheiden können, ob der Schmerzpunkt mehr der Lunge oder eher dem Herzen zuzuordnen ist.

Bei einem lungenbedingten Schmerzpunkt werden wir jedoch oft auch rechts im Lungengebiet empfindliche Stellen finden. Recht häufig haben Lungenkranke außerdem starke Verhornungen im Lungengebiet. Dieses Phänomen finden wir bei Herzkranken nicht so sehr.

Riesig – die Lunge

Den größten Teil des Fußballens nimmt links wie rechts die Lunge ein. Sie reicht praktisch über den ganzen Mittelfuß.

12 Lymphzone;
15 Speiseröhre (Luftröhre, Bronchien); 16 Magen;
18 Mageneingang;
19 Magen und Leber;
20 Magenausgang;
22 Zwölffingerdarm;
32 Achsellymphknoten;
33 Schultergelenk; 34 Leber;
36 Solarplexus

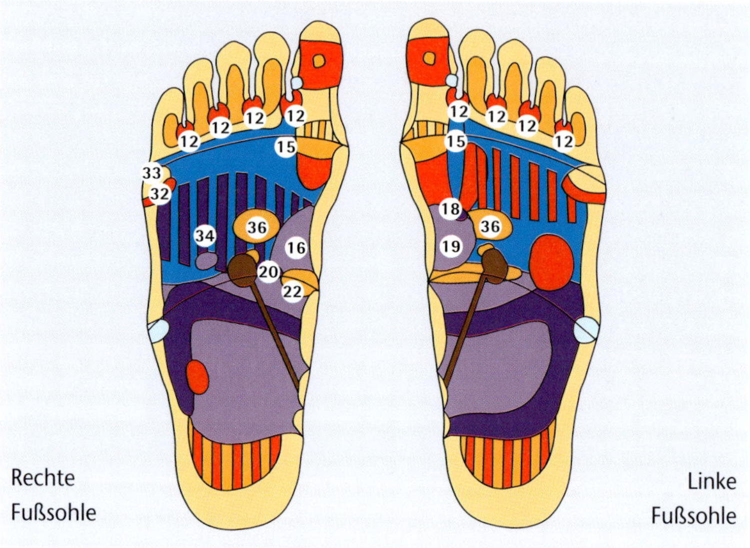

In Richtung Fußballen und um diesen herum finden wir jedoch vor allem das Bronchiengebiet, welches bei Husten und Bronchitis gut auf eine Reflexzonenmassage reagiert. Die Fußballenzone selbst spiegelt mehr den Hals und den Kehlkopf wider (siehe Abbildung oben).
An der Kleinzehenseite geht die Lungenzone in die Schultergelenkzone über. Das Schultergelenk liegt ja von der Mittellinie aus gesehen am äußeren Körperbereich.

Bei starken Beschwerden im Bauchbereich sollte in jedem Fall auch ein Arzt aufgesucht werden. Bitte massieren Sie nicht einfach auf Verdacht drauflos! Es muß nicht immer der Magen sein, der in diesem Bereich Schmerzen bereitet.

Der Magen

Die Magenreflexzone liegt rechts wie links neben dem Sonnengeflecht, da der Magen auch im Körper quer die beiden Körperhälften durchzieht (siehe Abbildung oben). Er ist auf dem ersten Zonenstrahl zu finden, welcher an der großen Zehe beginnt. Die Magenzone kann sich bis zur Innenseite des Fußes hochziehen und sehr empfindlich sein. Der Magenausgang und der Zwölffingerdarm finden sich am

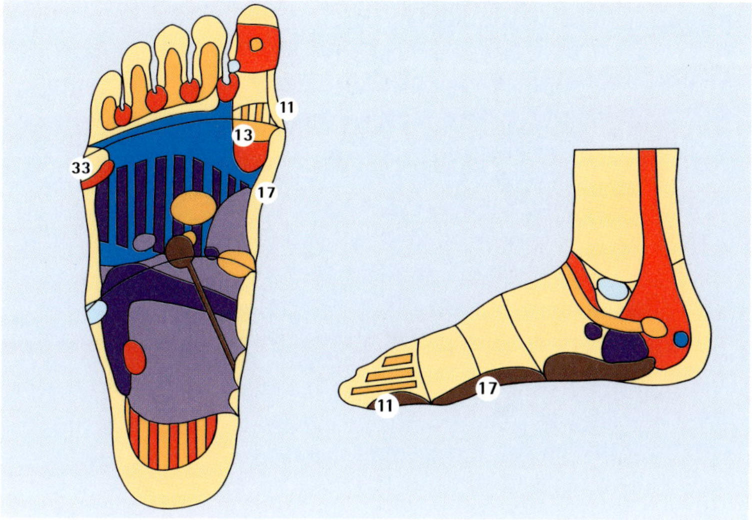

Fußinnenseite
11 Halswirbelsäule;
17 Brustwirbelsäule

Fußsohle
11 Halswirbelsäule;
13 Schilddrüsen;
17 Brustwirbelsäule;
33 Schultergelenk

rechten Fuß. Bei allen Magenverkrampfungen, Geschwüren und Entzündungen wird diese Zone mitreagieren.

Halsbereich und Brustwirbelsäule

Da die Halswirbelsäule (die Wirbelsäulenabschnitte liegen an den Fußinnenkanten) besonders häufig von Störungen betroffen ist, sind deren Zonen am Fuß fast immer schmerzhaft. Sie liegen genau am Übergang vom Zehengrundgelenk zum Fußballen und ragen damit in den Kehlkopfbereich hinein – allerdings sehr seitlich.
Das Gebiet für den Kehlkopf und die Schilddrüse liegt an beiden Füßen genau auf dem Fußballen. Bei allen Schilddrüsenproblemen sollte es gut behandelt werden.
Den gesamten Schultergürtel, alle Muskeln des Nackens und der Schultern, finden wir auf den Wülsten an den Zehengrundgelenken des Vorderfußes. Sie sind besonders weich und fleischig. Hier liegen auch alle Lymphdrüsenregionen des Halses und des Brustkorbes.

Wie bei Rückenmassagen sollten Sie die ersten Behandlungen mit sanften Streichungen und geringem Druck durchführen. Die folgenden Sitzungen dürfen – selbstverständlich nur mit der Zustimmung des Patienten – etwas kräftiger mit der »Raupentechnik« behandelt werden.

Den Mittelfuß durcharbeiten

Durch sternförmige Anwendung der »Raupentechnik« bearbeiten Sie nach und nach alle Partien einer Zone: zuerst das Zentrum, dann die Seiten.

Im Mittelfußbereich liegen, wie wir gesehen haben, alle wichtigen Brustorgane und der Magenbereich. Auch Abschnitte der Wirbelsäule sind hier von Bedeutung. Am besten gehen Sie für die Massage folgendermaßen vor.

- Nachdem Sie das Sonnengeflecht bearbeitet haben, »raupen« Sie sich hoch zu den Schulterzonen und wandern an den Zehenwurzeln entlang. Dabei kommen Sie auch am Fußballen vorbei, den Sie sich ebenfalls besonders gründlich vornehmen. Am besten arbeiten Sie sich von der Spitze des Hügels nach außen hinunter. Diese Massage führen Sie sternförmig durch, bis Sie alle Seiten geknetet haben.
- Den Wulst des Vorderfußes arbeiten Sie von der Mitte nach oben durch.
- Anschließend gehen Sie gründlich die Linie unter den Zehengrundgelenken von innen nach außen oder umgekehrt durch und schließlich die Schulterregion am fünften Strahl und die Wirbelsäule am ersten Strahl.
- Für die Wirbelsäule beginnen Sie am besten von der Mitte der Fußinnenkante her und arbeiten sich zur großen Zehe hoch. Diese können Sie auch noch ein wenig mitbearbeiten, da hier ja die Schädelbasis und damit die Endigungen der Halsmuskulatur sitzen.

Die Fußrückseite

Eventuell haben Sie schon beim Durcharbeiten der Fußunterseite einige sensible Stellen der Fußrückseite mitgetastet. Hier liegen ja noch einige Reflexzonen des Rachens und alle weiteren Schultermuskeln.

Der Fußrücken wird idealerweise mit nur wenig Druck durchmassiert. Am besten tasten Sie sich dabei an den Fußknöcheln entlang (vgl. Sie hierzu Lektion 3).

Lektion 3: Die Vorderfußrückseite

Zähne

Die Lage der Zahnreflexzonen haben wir bereits in den vorherigen Kapiteln angesprochen. Hier seien sie nochmals in aller Kürze wiederholt (siehe dazu auch nebenstehende Abbildung).

- Große Zehe: Frontzahn (1)
- Zweite Zehe: zweiter und dritter Zahn (2, 3)
- Dritte Zehe: vierter und fünfter Zahn (4, 5)
- Vierte Zehe: sechster und siebter Zahn (6, 7)
- Kleine Zehe: Weisheitszahngebiet (8)

Während die Zehenunterseite möglicherweise eher den Unterkiefer betrifft, scheint die Fußrückseite mehr den Oberkiefer zu repräsentieren. Dies ist aber noch nicht ausreichend erforscht.

Die Zahnreflexzonen liegen jeweils um den Zehennagel herum. Sie können nur durch relativ spitzen Druck mit dem Zeigefinger erreicht werden. Dazu tasten Sie mit der Zeigefingerspitze in die Tiefe, bis zum Kontakt mit der Knochenhaut des Zehenendgliedes. Bitte vermeiden Sie ein Umknicken der Zehe!

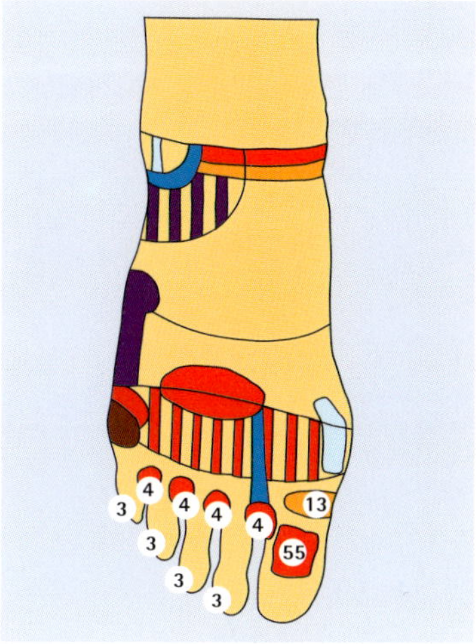

3 Zähne 1-8, Kieferhöhle; 4 Ohr, Tonsille (Mandel), seitliche Lymphstränge; 13 Schilddrüse; 55 Nasen-Rachen-Raum

Kiefer- und Rachenbereich

Unterhalb der Zehennägel in Richtung Mittelfuß setzen die Reflexzonen der Kieferhöhle an. Sie reichen bis zur Zehenwurzel. Diese Zone wird stets von der Zehenvorderseite und der -rückseite behandelt. Lediglich die große Zehe trägt genau auf dem ersten Zehengelenk die Reflexzone für den gesamten Nasen-Rachen-Raum zusätzlich. Bei Schnupfen ist sie eine dankbare Zone.

Die Reflexzonen der Zähne können bei allen chronischen Zahnbeschwerden behandelt werden. Und bitte bedenken Sie immer: Wenn Sie dort Schmerzpunkte spüren, sollten Sie zum Zahnarzt gehen.

Lymphe und Drüsen

Die Lymphzonen sind bei jeder Behandlung ausgiebig zu berücksichtigen.

Wie Sie bereits wissen, liegen die Lymphzonen an der Zeheninnen- und -außenseite. Insbesondere die Rachenmandeln finden wir in der Schwimmhaut zwischen der großen Zehe und der zweiten Zehe. Die Schilddrüsenzone zieht sich ebenfalls bis auf die Fußrückseite. Je größer die Drüse ist, desto größer scheint sich auch das Reflexfeld nach hinten zu ziehen.

Der Schultergürtel

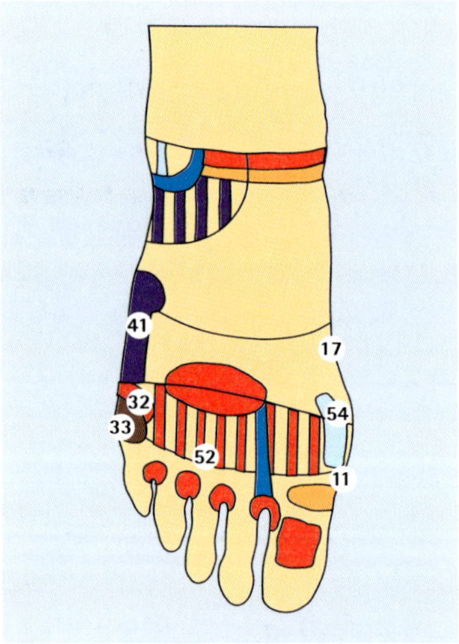

11 Halswirbelsäule; 17 Brustwirbelsäule; 32 Lymphzone Achsel; 33 Schultergelenk; 41 Ellbogen, Ellbogengelenk; 52 Schultergürtel; 54 Brustbein

Ganz besonders möchte ich Ihnen den Schultergürtel nahebringen (siehe nebenstehende Abbildung). Da heutzutage niemand ohne Verspannungen in dieser Region zu sein scheint, können Sie von einer Behandlung des Schultergürtels nur profitieren.

Die Trennlinie zwischen Vorder- und Mittelfuß liegt genau auf der Zehengrundgelenksebene. Wenn Sie sich vorstellen, daß sich die Schultern außen am Rumpf befinden, dann wissen Sie, daß das Reflexfeld genau auf der Kleinzehenballenseite sein muß.

Das Brustbein stellt – anders betrachtet – auch die knöcherne Mittellinie des Brustkorbes dar. Deshalb liegt die zugehörige Reflexzone an der Großzehenseite, und zwar genau an der Innenkante. Logischerweise findet sich dann der Schultergürtel genau zwischen diesen beiden Zonen. Diese Zone stellt den vorderen Anteil des Schultermuskels dar (etwa von unter den Schlüsselbeinen bis über die Schultern).

Tennisellbogen – ein Tip aus der Praxis

Wenn Sie einen Tennisellbogen haben, können Sie leicht die Zone des Oberarms bis zum Ellbogen finden, indem Sie vom Schultergelenkspunkt in Richtung Mittelfuß streichen.

Die Rippenzonen auf der Fußrückseite

Die Rippenreflexzonen finden wir unterhalb der Schultergürtelzone – und zwar über die ganze Breite des Fußrückens verteilt (siehe nebenstehende Abbildung). Jede Verspannung der Rippen kann dort gelockert werden. Sie dürfen jedoch nicht zu fest drücken, da hier insgesamt wenig Polster vorhanden ist und Sie schnell auf der Knochenhaut der Fußmittelknochen ankommen. Das schmerzt bei grobem Druck nahezu immer.

Der Gallenblasenpunkt

Eine Besonderheit stellt der Gallenblasenreflexpunkt am Fußrücken dar. Er liegt an der Kleinzehenseite, zwischen dem vierten und fünften Strahl, und zwar ziemlich in der Tiefe, unterhalb der Brustdrüsenzone (siehe nebenstehende Abbildung). Dieser Punkt ist nur am rechten Fuß zu finden, da die Gallenblase sich ja auch in der rechten Körperhälfte befindet.

Bronchien und Speiseröhre

Abschließend ist nochmals die Zone für Speiseröhre und Bronchien zu nennen, die genau an der Stelle zu finden ist, an der sie auch auf der Fußsohle liegt, nämlich zwischen der ersten (großen) Zehe und dem zweiten Strahl.

Eine spezifisch weibliche Massage

Besonders bei Frauen sollte auch die Zone der Brustdrüsen Beachtung finden. Sie liegt ziemlich genau in der Mitte zwischen der ersten und zweiten Trennlinie (von Vorder- und Mittelfuß). Eine vorsichtige, leichte Massage, täglich durchgeführt, dient der Prophylaxe.

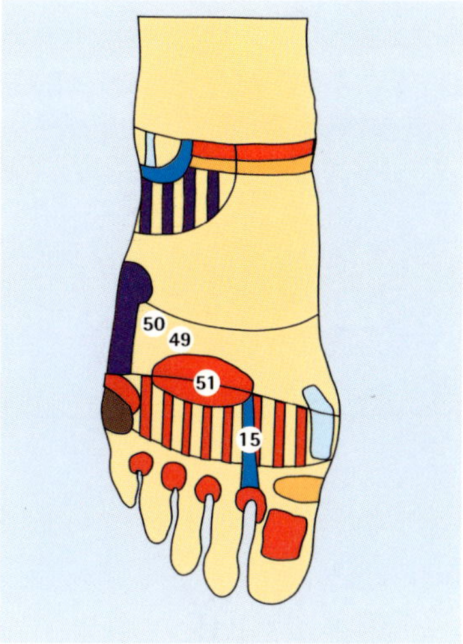

15 Speiseröhre, Luftröhre, Bronchien; 49 Gallenblase; 50 Rippen; 51 Brustdrüsen

Ein Tip, wenn Sie Probleme mit der Gallenblase haben: Bei einer akuten Gallenwegsverkrampfung löst stärkster Druck am Gallenblasenpunkt die Kolik oft auf.

Lektion 4: Der Mittelfuß und die Ferse

Zurück zur Fußsohle – und den Bauch- und Unterleibsorganen: Wir gehen nun von der Magengrube aus weiter abwärts. Natürlich liegen auch hier alle Organe wieder auf den entsprechenden Reflexzonen am Fuß (siehe Abbildung unten).

Niere und Nebenniere

Die wichtigsten Hormone, welche die Nebennieren ausschütten, sind Adrenalin und das körpereigene Kortison.

Wenn wir eine kleine Spur, etwa daumenkuppenbreit, vom Sonnengeflechtspunkt nach unten rutschen, stoßen wir auf einen weiteren sehr wichtigen Punkt, den Reflexzonenpunkt von Niere und Nebenniere. Die Niere ist bekanntermaßen ein wichtiges Ausscheidungsorgan, um den Körper von Schlacken freizumachen. Die Nebenniere hingegen hat mit der Urinbildung gar nichts zu tun. Sie ist eine wichtige Hormondrüse und trägt ihren Namen nur deshalb, weil sie auf der Niere aufsitzt.

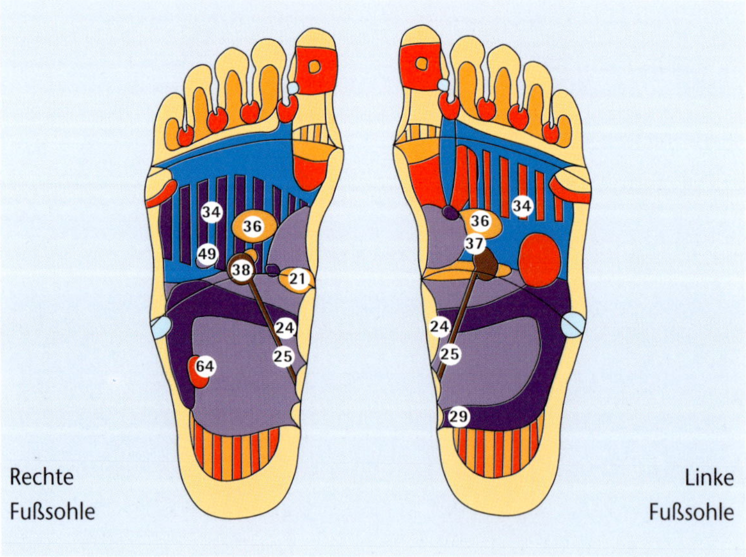

21 Bauchspeicheldrüse; 24 Dickdarm; 25 Harnleiter; 27 Darm; 29 After; 34 Leberzone; 36 Solarplexus; 37 Nebenniere; 38 Niere; 49 Gallenblase; 64 Blinddarm

Diese Reflexzonenpunkte sind deshalb so wichtig, weil die Nieren oft gestört sind, ohne daß der Betreffende dies weiß. Alte Entzündungen der Harnwege oder auch chronische Nierenbeckenentzündungen können hier behandelt werden. Solche chronischen Leiden sind oft ein medizinisches Problem und werden immer wieder mit Antibiotika behandelt.
Wenn der Nierenpunkt gestört ist, so ist dies immer ein Zeichen dafür, daß die Nieren nicht ganz in Ordnung sind. Da wir über diesen Punkt auch immer die Nebenniere mitbehandeln, können wir Einfluß auf Allergien, Entzündungen und Streß nehmen. Im Streß ist nämlich oft die Nebenniere überaktiv (siehe auch Seite 59f.).

Der Darmbereich

Alles unterhalb der Nierenpunkte bis zur Ferse gehört zur Reflexzone des Darms. Wir unterscheiden dabei zunächst zwischen Dünndarm und Dickdarm und ihren unterschiedlichen Reflexzonen. Der Dickdarm hat seinen Namen aufgrund seiner Funktion: Er dickt den flüssigen Darminhalt ein. Im Dünndarm wird ein großer Teil der Nahrungsstoffe weiterverdaut.

Die Darmflora des Menschen enthält Pilze und Bakterien. Die Vernichtung der natürlichen Bakterien durch Krankheiten oder durch Antibiotikaeinnahme kann zu Infektionen mit Fremdkeimen führen.

Links und rechts – der Dickdarm

Stellen Sie sich vor, daß der Dickdarm, das letzte Ende des Darms, sich hufeisenförmig über den Bauch verteilt. Er beginnt in der rechten Leiste, zieht nach oben zur Leber, geht quer durch den Bauch hinüber zur anderen Seite und zieht sich wieder hinunter zur linken Leiste, um dann im Enddarm zum After in der Mitte zu laufen. Wir finden Dickdarmzonen am Außenrand des rechten Fußes, kurz vor der Ferse. Von dort aus läuft die Reflexzone hoch zum Mittelfuß (Bauchgrenze), um dann weiter zur Fußinnenkante zu laufen.

Im weiteren Verlauf zieht die Darmreflexzone dann von der Innenfußkante des linken Fußes zu dessen Außenkante, um sich anschließend hinunter zur linken Ferse zu wenden. Daraufhin macht der Darm nochmals einen Knick zur Innenkante des linken Fußes. Der Dickdarm befindet sich also mehr am linken Fuß (siehe Abbildung Seite 38).

Hämorrhoiden

Bei Hämorrhoiden sollte man besonders den Endpunkt des Dickdarms behandeln.

Hämorrhoiden sind krankhafte Gefäßerweiterungen im unteren Darm. Verstopfung und zu dünner Stuhl sind – neben einer genetischen Veranlagung – wesentliche Risikofaktoren für die Entstehung von Hämorrhoiden.

Blinddarm

Wichtig ist hier eine Stelle der Dickdarmzone am rechten Fuß, die etwa in der Hälfte zwischen Ferse und Bauchlinie liegt und ungefähr einen Daumenbreit von der Fußaußenkante entfernt ist. Dieser Reflexpunkt liegt sehr tief. Er entspricht dem Blinddarm.
Sollten Sie einmal Schmerzen in der rechten Unterbauchseite haben und nicht sicher sein, ob der Blinddarm entzündet ist, dann testen Sie den Blinddarmpunkt. Er reagiert bei Blinddarmreizung manchmal sehr druckempfindlich, ist jedoch nicht immer zu spüren. Verlassen Sie sich aber bei Blinddarmreizung niemals allein auf die Reflexpunkte! Gehen Sie immer zum Arzt!

Warnung vor einer Selbstdiagnose

Ich habe einige Fälle erlebt, in denen nach einer kurzen Schmerzperiode die Blinddarmentzündung scheinbar von selbst heilte. Wenige Tage später stand der entzündete Blinddarm jedoch kurz vor dem Durchbruch – und das ist auch heute noch lebensgefährlich!

Der Dünndarm

Alles, was unterhalb des Dickdarmbogens liegt, betrifft den Dünndarm. Der Dünndarm liegt schließlich auch wie ein unübersichtliches »Gewirr« in der Mitte unseres Bauches. Deshalb ist der ganze hintere Fußsohlenbereich bis zur Ferse Dünndarmreflexzone.

Der Dünndarm gliedert sich in die Abschnitte Zwölffingerdarm, Leerdarm und Krummdarm.

Der Harnleiter

Eine Besonderheit betrifft noch den Harnleiter: Seine Reflexzone zieht sich vom Nierenpunkt quer wie ein Strich zur Fußinnenseite. Bei chronischen Nieren- und Blasenleiden kann vor allem das den Fußinnenkanten nahe Stück druckempfindlich sein.

Je weiter Sie sich an der Fußsohle in Richtung Ferse arbeiten, desto mehr Druck wird nötig, um die gewünschte Wirkung an den härteren Stellen des Fußes zu erzielen.

Die richtige Massage

Der gesamte Mittelfuß-Fersen-Bereich wird mit kräftigem Daumenkneten massiert und der bekannten »Raupentechnik«. Da das Gewebe hier besonders derb ist, darf die Kraftausübung größer sein. Achten Sie deshalb bitte auf die Auflage Ihres Daumens, der eng an die Fußsohle angeschmiegt bleiben muß.

Die Ferse

Wir sind jetzt so weit fortgeschritten, daß wir die Fußsohle fast ganz abgeschlossen haben. Es bleibt nur noch die Ferse selbst. Sie ist aus so kräftigem Gewebe, daß es schon eines ganz erheblichen Druckes bedarf, um sie zu bearbeiten.
Auf der Ferse liegen die Beckenregionen. Jedoch enden dort lediglich die Reflexzonen der Beckenorgane. Die eigentlichen Zonen der Unterleibsorgane befinden sich auf der Ferseninnen- und der Fersenaußenseite.

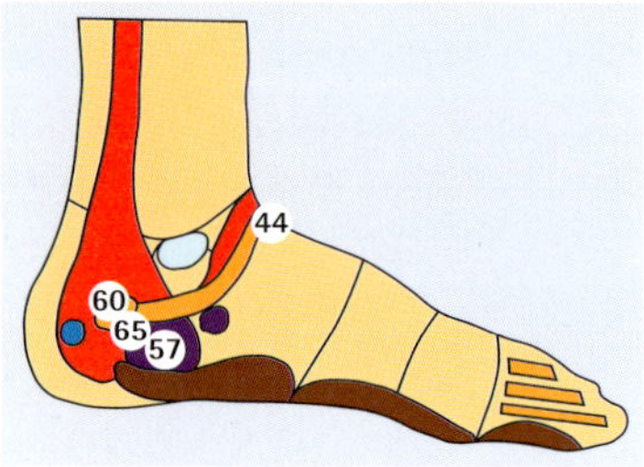

44 Leistenkanal; 57 Blase; 60 Prostata, Hoden und Eierstöcke; 65 Männliche und weibliche Genitalien

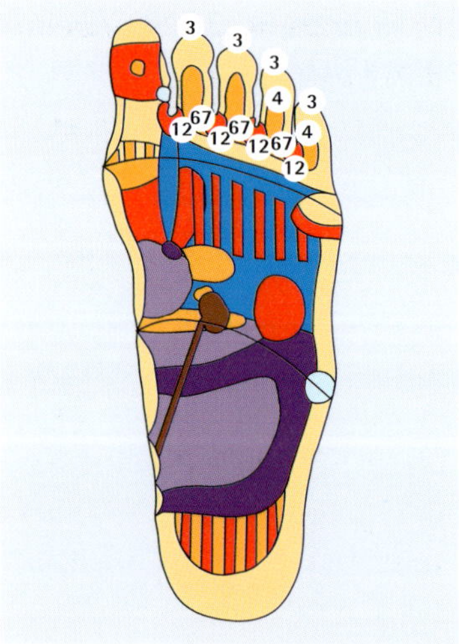

3 Stirn und Kieferhöhlen, 4 Ohr Mandeln; 12 Lymphzonen; 67 Tuben

Lektion 5: Die Ferseninnen- und die Fersenaußenseite

Auf den Außen- und Innenseiten der Fersen befinden sich die Reflexpunkte für die Unterleibsorgane (siehe nebenstehende Abbildung). Bereits bei der Nierenzone hatten wir den Verlauf des Harnleiters kennengelernt, der in die Blasenregion einmündet. Die Blasenzone befindet sich auf der Innenkante der Ferse, unmittelbar über der Kreuzbeinregion. Die ganze Zone bis hoch zum Fußknöchel ist Unterleibszone. Hier finden wir oft Stellen, die auf Druck schmerzhaft reagieren, oder auch Verquellungen und Stauungen. Bei schlechter Blutzirkulation im Becken stauen sich die Adern manchmal bis hierher zurück.
Direkt über der Blasenregion liegt die Zone für die Prostata beim Mann oder die Gebärmutter bei der Frau. Von hier aus schlängelt sich der Leistenkanal über den Fußspann. Bei den Frauen finden sich die Eileiterzone sowie alle Lymphknoten dieser Region. Der Leistenkanal läuft über den Spann zur Fußaußenkante, wo die Zone für Hoden und Eierstöcke liegt.

Die richtige Massage

An den Innen- und Außenseiten der Ferse empfehle ich eine etwas andere Strichtechnik. Hier sollte der Daumendruck eher zirkulierend oder lemniskatenförmig (siehe nebenstehende Abbildung) sein. Die Lemniskate ist eine auf der Seite liegende Acht, ein Symbol für die Unendlichkeit. Den Reflexzonenpunkten ist dies jedoch egal. Sie freuen sich einfach über diese höchst wirksame Anregung, die besser ist als normaler Druck. Nach dem Bearbeiten der Unterleibszone fahren wir mit dem Daumen noch etwa fünf Zentimeter den Unterschenkel empor. Diese Zonen entsprechen den Beinen.

Lektion 6: Die Gelenkzonen

Der Wirbelsäule und ihren kleinen Gelenken sind wir zwar schon begegnet, jedoch möchte ich sie an dieser Stelle nochmals zusammen mit allen anderen Gelenken erwähnen (siehe nebenstehende Abbildung).
Erinnern wir uns: Was in der Mitte des Körpers liegt, befindet sich an den Innenseiten der Füße, was außen im Körper liegt, an der Außenkante der Füße.

- Die Reflexzone der Halswirbelsäule beginnt bei der großen Zehe, etwa am ersten Zehgelenk. Die nächsten Wirbel befinden sich darunter in Richtung Ferse.
- Der Übergang von der Halswirbelsäule zur Brustwirbelsäule, ein sehr empfindlicher Bereich, ist am Fußballen lokalisiert.
- Den Übergang von der Brustwirbelsäule zur Lendenwirbelsäule suchen wir an der Bauchlinie ziemlich genau in der Hälfte des Fußes.
- Jetzt brauchen wir nur noch bis zum Fersenansatz hinunterzugehen, um auch Kreuz- und Beckenknochen sowie das Steißbein zu erreichen.

Diese gedachte Linie an der Innenkante des Fußes sollte bei jeder Massage zum Abschluß nochmals gut bearbeitet werden. Die Wirbelsäule ist sehr wichtig für das richtige Funktionieren des gesamten Nervenapparates.

Schulter- und Armbereich

Anschließend an die Massage der Wirbelsäule sollten wir die anderen Gelenkzonen aufsuchen und gut bearbeiten. Die Schulterzone findet sich an der Stelle, wo die kleine Zehe in den Fuß endet (Kleinzehengrundgelenk). Sie zieht sich etwa einen Daumenbreit auch auf den Fußrücken hinauf.

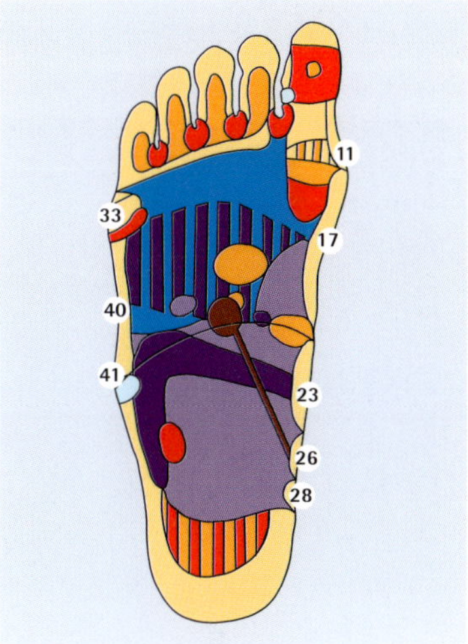

11 Halswirbelsäule; 17 Brustwirbelsäule; 23 Lendenwirbelsäule; 26 Kreuzbein; 28 Steißbein; 33 Schultergelenk; 40 Oberarm; 41 Ellbogen

Besondere Aufmerksamkeit sollten Sie der Wirbelsäulenzone an der Innenkante des Fußes schenken: Von der Bauchlinie abwärts finden wir die Lendenwirbelsäule bis zum Kreuz. Aber auch das Steißbein ist dort unten angesiedelt. Diese Zonen sind oft äußerst empfindlich.

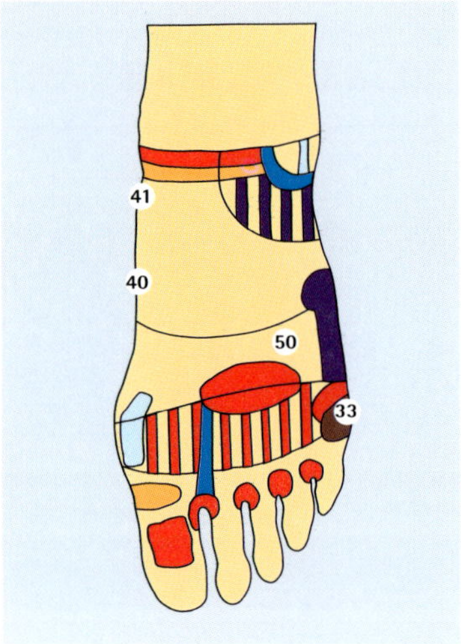

33 Schultergelenk;
40 Oberarm;
41 Ellbogen; 50 Rippen

Am Kleinzehengrundgelenk beginnt auch die Armzone (von Oberarm bis zum Ellbogen). Sie zieht sich bis in die Mitte der Fußaußenkante, jedoch stärker auf der Fußrückseite (siehe nebenstehende Abbildung). Alle Zwischenräume zwischen den Fußknöcheln entsprechen auf der Fußrückseite den Rippenzonen.

Die Beinregion

Die Oberschenkelzone finden wir im Fersenbereich wieder (siehe Abbildung unten). Sie verläuft oberhalb des äußeren Fußknöchels in gerader Linie einige Zentimeter nach oben. Die Knie sind etwa eine Handbreit vom Fußknöchel entfernt. Auf der Innenseite, genau gegenüber, befinden sich mehr das Fleisch und die Muskeln des Oberschenkels. Auch diese Zonen sollten abschließend nochmals gut bearbeitet werden. Besonders angenehm ist es, nach der Massage die Füße nochmals ganz leicht auszustreichen, indem Sie mit beiden Händen leicht darüberfahren.

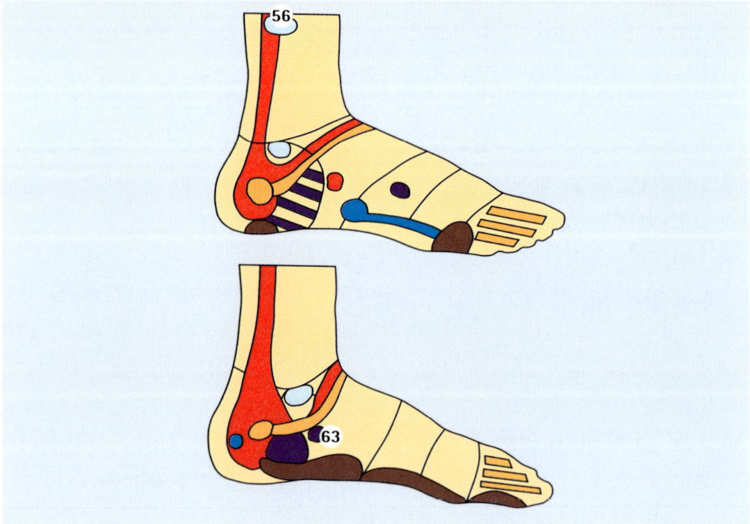

56 Knie;
63 Darmbeinfuge

Die Pause – genauso wichtig wie das Werk

Grundsätzlich sollte vermieden werden, nach der Massage direkt aufzuspringen und nachzuholen, was man in den Minuten versäumt zu haben glaubt. Ihr »Patient« sollte zu einer etwa zehnminütigen Nachruhe angehalten werden. Dazu werden die Füße wieder schön warm eingepackt, und eine Decke wird über ihn gelegt. Jetzt ist die Behandlung beendet. Die Abstände zwischen zwei Sitzungen können ein bis sieben Tage betragen, je nach Fall. Bei schwierigen und akuten Problemen behandelt man täglich, bei eher chronischen zumeist ein- bis zweimal in der Woche.

Es spricht nichts dagegen, Fußreflexzonenmassage zur Entspannung der Füße und des Körpers anzuwenden, beispielsweise als Kosmetiker oder Kosmetikerin.

Ein Wort, bevor es weitergeht

Im folgenden beschreibe ich Ihnen, was zu tun ist, wenn Sie Beschwerden haben, die Sie selbst mitbehandeln wollen. Fußreflexzonenmassage hilft bei jedem Leiden! Bei sich selbst können Sie alles behandeln, auch bei Ihren Freunden und Bekannten. Doch ein paar Dinge müssen Sie beachten.

- Empfehlen Sie niemals, vom Arzt verordnete Behandlungen wegzulassen und statt dessen nur Fußreflexzonenmassage durchzuführen.
- Die Fußreflexzonenmassage ersetzt auch nicht die genaue Diagnose des Arztes. Nur durch ihn kann sichergestellt werden, daß kein schweres Leiden hinter den Beschwerden liegt, das intensiver ärztlicher Behandlung bedarf.
- Sie dürfen nicht gegen Bezahlung behandeln, wenn Sie nicht Arzt oder Heilpraktiker sind, sonst verstoßen Sie gegen das Heilpraktikergesetz.

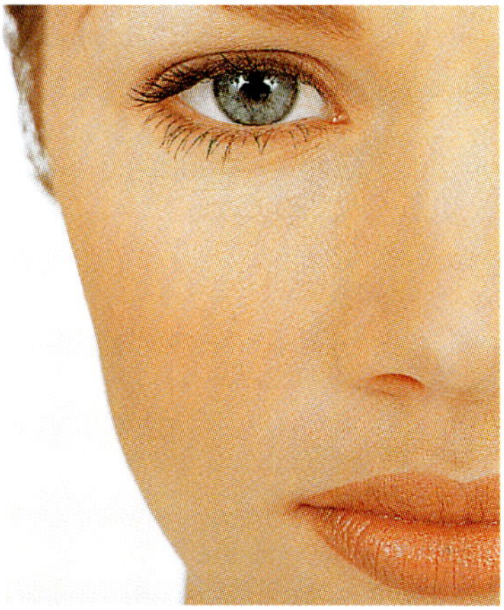

Das erste Zwischenziel ist erreicht, Sie sind jetzt nach sechs Lektionen fit, sich im Alltag zu bewähren.

Bitte beachten Sie: Es sollten keine Reflexzonenmassagen an einer einzelnen Zone durchgeführt werden. Auch bei Beschwerden an speziell einem Organ kann nicht auf eine ganzheitliche Behandlung verzichtet werden.

Reflexzonenarbeit bei Beschwerden

Augenprobleme

Viele Augenbeschwerden sind der Fußreflexzonenmassage zugänglich, insbesondere die chronischen. Das Auge ist eben nicht nur ein isoliertes Sinnesorgan im Kopf oder ein mechanischer biologischer Fotoapparat – es ist in den ganzen Körper eingebunden und wird von vielen Stellen aus beeinflußt.

Grüner Star (erhöhter Augeninnendruck)

Wie kompliziert die Zusammenhänge sein können, bis es zu einer Augenkrankheit kommt, und wie schwierig der Rückweg zur Gesundung sein kann, schildert das folgende Fallbeispiel.

- Josef P. ist verzweifelt. Der Augenarzt hat ihm vor wenigen Tagen erklärt, daß er unter einer besonders bösartigen Form des grünen Stars leide. Dabei erhöht sich der Druck im Auge so sehr, daß die Gefahr besteht, das Augenlicht zu verlieren. Es werden spezielle Medikamente ausprobiert; diese führen jedoch nur zu einer leichten Senkung des Augeninnendrucks. Eine Operation wird immer wahrscheinlicher. Eine Bekannte bringt ihn auf die Fußreflexzonenmassage. Ein Kurs in einer Arztpraxis vermittelt ihm das Wissen für die Selbstmassage.

Die Augenzonen befinden sich, wie wir inzwischen wissen, auf der Fußunterseite der zweiten und dritten Zehe (siehe

Abbildung auf Seite 47) sowohl am rechten wie auch am linken Fuß. Es hätte jetzt aber wenig Erfolg, sich auf diese Stellen zu stürzen und in der Hoffnung auf Heilung darauf herumzukneten. Selbst bei einer so schweren Erkrankung, wie oben geschildert, kann die Ursache ganz woanders liegen. Es sollte also mit Bedacht vorgegangen werden. Gewinnen Sie erst einmal ein Bild über alle Fußzonen, indem Sie den Fuß gründlich anschauen und betasten. Dann können Sie alle Fußzonen einmal kurz durchkneten. Zuletzt (!) nehmen Sie sich die Augenzone vor. Dies bewahrt Sie vor falschen Schlüssen.

- Herr P. behandelt seine Füße täglich selbst, jeden Fuß ca. eine Viertelstunde lang. Beim ersten Besprechungstermin sagt er: »Es ist merkwürdig, ich beginne die Massage mit dem allgemeinen Streichen der Füße, dann werde ich so müde, daß ich einschlafen könnte. Ich habe gar keine Lust mehr weiterzumassieren. Ich glaube, ich lerne es nie. Ich bin zu willensschwach!«

Dem ist keineswegs so. Seine Bemühungen sind vielmehr bewundernswert. Leider gehört er zu den Menschen, die voller Lymphgifte stecken. Eigentlich müßte sich Herr P. von einem anderen Menschen behandeln lassen, denn: Sobald die Fußreflexzonenmassage beginnt, werden so viele Lymphschlacken freigesetzt, daß sein Körper völlig überfordert ist. Er muß dem Bedürfnis zu schlafen nachgeben und die Massage beenden. Hier nützt es bisweilen, wenn man viel trinkt und in seinen Bemühungen fortfährt.

Wenn der Körper vergiftet ist

Tatsächlich tritt in einigen Fällen eine sogenannte Toxinflut (Giftflut) auf – vor allem bei Menschen, die niemals vorher ernsthaft krank gewesen waren. Keine Grippe, kein Schnupfen vermieste ihnen das Leben – doch dann kam die große Erkrankung, die alles veränderte.

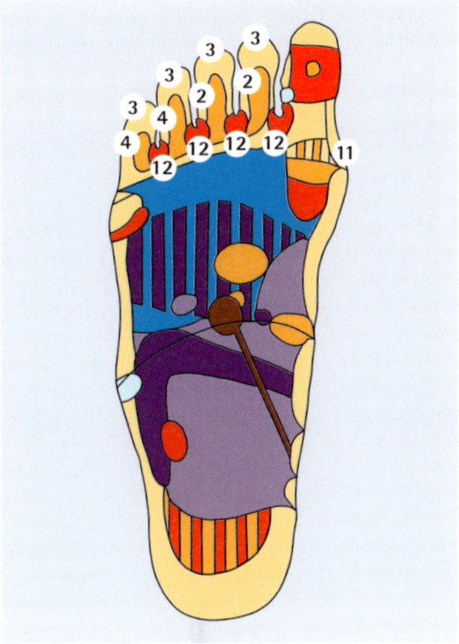

2 Auge; 3 Stirn, Kieferhöhle, Zähne; 4 Ohr, Tonsille, seitliche Lymphstränge; 11 Halswirbelsäule; 12 Obere Lymphwege

Die Fußreflexmassage setzt einen Prozeß in Gang, der den Körper von Giftstoffen reinigt: Lymphschlacken werden freigesetzt und aus dem Körper »gespült«.

So absurd es klingen mag, aber die kleinen Krankheiten haben auch eine Heilwirkung: Sie beseitigen Schlacken. Wenn dies nicht geschieht, speichert der Körper alles, und es entsteht eine gefährliche Erkrankung, scheinbar aus dem Nichts. So war es auch bei Herrn P. In der zweiten Besprechung eine Woche später sagte er:

- »Ich kam jetzt besser voran. Die Augenzone zeigte aber gar keine Reaktion. Dafür waren die Zehenspitzen sehr empfindlich, ebenfalls die Leberzone. Die wurde sogar mit jedem Tag empfindlicher, so daß ich sie am letzten Tag schon ausließ. Seltsamerweise trat vorgestern ein Fließschnupfen auf. Ich glaube, die Fußreflexzonenmassage schadet mir. Jetzt bin ich sogar allergisch geworden.«

Kleine Krankheiten haben durchaus einen Vorteil: Sie helfen dem Körper, Giftstoffe zu entfernen. Ein Schnupfen heilt 100 andere Krankheiten – dies war eine Weisheit unserer Großeltern.

Frühere Erkrankungen können eine Rolle spielen

Auf die Frage nach früheren Lebererkrankungen erwähnte Herr P. eine Gelbsucht, die nach dem Genuß von Schweineschmalz aufgetreten war. (Er hatte sich so geekelt, daß er eine Leberentzündung bekam.) Mit 25 Jahren hatte er auch einmal eine schwere Kieferhöhlenvereiterung, die mit Antibiotika behandelt worden war.

Die Leber hat oft eine Beziehung zum Auge. Sie ist ein großes Entgiftungsorgan. Bei Herrn P. schien sie bleibenden Schaden genommen zu haben, zumindest war ihre Funktion stark eingeschränkt gewesen. Ich war gespannt, wie es weiterging, und empfahl Herrn P., sich doch einmal die Nebenhöhlen röntgen zu lassen.

Herr P. ging zum Röntgen. Beide Kieferhöhlen enthielten einen Polypen, und die Schleimhaut war geschwollen. Der HNO-Arzt riet auch zur Operation. Am nächsten Tag erfuhr Herr P. dann, daß sein Augeninnendruck trotz der Medikamente weiter gestiegen war. Er sollte in zwei Wochen operiert werden. Verzweifelt kam er zur Besprechung.

- »Der Fuß ist jetzt an den Kieferhöhlenzonen so schmerzhaft, daß ich sie gar nicht mehr berühren darf. Die Leberzone hat sich etwas beruhigt, und ich fühle mich insgesamt wohler. Aber leider hat alles nichts genutzt, ich muß zur Operation.«

Ich riet ihm, die Hoffnung nicht aufzugeben. Ich sagte ihm auch, daß auch ich einen solchen Operationstermin selbstverständlich wahrnehmen würde, wenn dies nötig wäre. Ich riet ihm aber, trotzdem weiterzumachen und vor allem die Zonen um die Kieferhöhlen herum zu bearbeiten.

Eine dramatische Wandlung

Die nächste Besprechung ergab ein völlig anderes Bild. Die Kieferhöhle eiterte – wie bereits vor vielen Jahren. Aber der Patient wollte nicht nochmals Antibiotika einnehmen, und da er in ärztlicher Kontrolle war, konnte dies verantwortet werden. Lediglich Spülungen mit Salzwasser wurden durchgeführt. Die letzte augenärztliche Kontrolle vor der Operation entpuppte sich jedoch als Überraschung. Der Augendruck hatte sich wieder etwas gebessert. Der Augenarzt war froh über die Wirkung seiner Medikamente, riet jedoch weiterhin zur Operation. Herr P. lehnte ab. Er wollte noch etwas abwarten. Die weiteren Fußreflexzonenmassagen verliefen zunehmend angenehmer. Die Kieferhöhlenzonen wurden besser, und die Eiterung hörte langsam auf. Der Augeninnendruck wurde so gut, daß der Augenarzt selbst den Operationstermin absagte und lediglich Medikamente weiterverordnete.
Dies ist ein typischer Fall, wie zwei verschiedene Ereignisse zu einer Krankheit führten. Die Leberschädigung verminderte die Entgiftungsfähigkeit des Körpers, und die Nebenhöhlenentzündung blockierte zusätzlich die Lymphzirkulation der Augen. Nachdem beide Erkrankungen kuriert waren, konnten sich auch die Augen erholen.

Wenn Sie Fußreflexzonenmassage betreiben, dann ist das so, als ob Sie Medizin studieren. Sie lernen Zusammenhänge kennen, die selbst in der Hochschulmedizin bis heute unbekannt sind.

Bitte nur mit Vorsicht!

Natürlich sollte bei Augenerkrankungen nicht einfach drauflosmassiert werden. Besonders in einem so schwerwiegenden Beispiel wie dem geschilderten, bei dem es zur Erblindung kommen kann, ist das Vorgehen nur gemeinsam mit sehr erfahrenen Therapeuten möglich und sollte keinesfalls auf eigene Faust durchgeführt werden. Nicht jeder grüne Star reagiert so gut auf die Fußreflexzonenmassage. Es ist immer ein Augenarzt zu Rate zu ziehen.

Bei was kann eine Massage helfen?

Beachten Sie stets auch die Halswirbelsäulenzonen, denn viele Augenbeschwerden werden durch Verspannungen verursacht.

Bei folgenden Augenerkrankungen lohnt sich die Fußreflexzonenmassage auf jeden Fall, oder sie kann zumindest begleitend zu einer ärztlichen Behandlung eingesetzt werden.

- Kurzsichtigkeit: Wenn die Kurzsichtigkeit nicht angeboren ist, sondern durch Überanstrengung der Augen entstanden ist. Dies ist leider oft schon bei Schulkindern der Fall, die heutzutage leicht überfordert werden. Die Fußreflexzonenmassage kann die Augenmuskulatur lockern und in manchen Fällen die Kurzsichtigkeit um einige Grade vermindern.
- Weitsichtigkeit: Wenn die Arme zu kurz werden, um die Zeitung noch deutlich lesen zu können, spricht man von Weitsichtigkeit. Sie ist oft eine Alterserscheinung. Hier leistet die Fußreflexzonenmassage gute Dienste.
- Grüner Star: Hier kann die Fußreflexzonenmassage zur Unterstützung der Medikamente angewandt werden.
- Schielen von Kindern: Es gibt ein angeborenes Schielen, aber auch ein Schielen, welches durch seelische Konflikte auftritt. Eine Trennung der Eltern in den ersten Lebensjahren, aber auch lautstark ausgetragene Konflikte, die das Kind erschrecken, lösen Schielen aus. Hier hilft die Fußre-

flexzonenmassage, das Kind zu entspannen und ihm Vertrauen einzuflößen. Vor dem fünften Lebensjahr sind Kinder jedoch nicht gut zu massieren, da sie zu ungeduldig sind.
- Chronisch allergische Bindehautentzündung: Jede Form der Bindehautreizung ist der Fußreflexzonenmassage zugänglich. In diesem Falle fördert die Massage den Lymphabfluß und die Wirkung der Medikamente.
- Regenbogenhautentzündung: Die Fußreflexzonenmassage kann hier ebenfalls zur Unterstützung der Medikamente angewandt werden.

Darmerkrankungen

Alles, was im Bauchraum unterhalb des Magens liegt, ist Darm. Wer jemals bei einer Dünndarmoperation zusieht, der wird verwundert sein über das Wirrwarr an Darmschlingen, welches doch wohlgeordnet im Bauchraum liegt. Der Dickdarm, der seinen Namen daher hat, daß er den Stuhl eindickt, ist dagegen relativ einfach angeordnet. Er beginnt unten rechts im Bauch, etwa in der Leiste, und zieht sich wie ein Hufeisen durch den Oberbauch, um schließlich im After zu enden (siehe Seite 40 und 41).
Die Darmlänge beträgt bei erwachsenen Menschen etwa drei Meter – doch der Darm hat ein erstaunliches Volumen. Darmwände haben viele Zotten, Falten und Schlingen. Deshalb wird die Gesamtinnenfläche des Darms etwa auf die Größe eines Fußballfeldes geschätzt – eine unglaubliche Fläche, um dem Speisebrei die Nährwerte zu entlocken. Und: Auch das Immunsystem »schaut« im Darm nach, was da so von außen hereinkommt, und es schärft sozusagen die Klinge gegen Unerwünschtes. Und dennoch ist diese Kontrolle, wie wir wissen, kein sicherer Schutzschild gegen Erkrankungen des Darms.

Der Darm nimmt entsprechend seinem Umfang im Körper den größten Teil der Fußferse ein. Ebenso wie es im Körper verschiedene Därme mit unterschiedlichen Positionen gibt, so gibt es z.B. für Dünndarm und Dickdarm unterschiedliche Reflexzonen mit entsprechenden Positionen.

Wenn die Darmflora geschädigt ist

Wenn die natürliche Darmflora gestört ist, wird der Darm leicht anfällig für Keime und Pilze von außen.

Die Funktion des Darms könnte man beispielsweise mit der eines Ackerbodens vergleichen. Damit der Mensch gedeiht, müssen Nährstoffe aufgenommen werden. Aber ohne die Hilfe von Bakterien und Pilzen ist dies nur unvollständig möglich. Bestimmte Bakterien und Pilze sind im Darm notwendig, um Nährstoffe schneller aufzuschließen.
Wir haben jedoch einen gewissen Ehrgeiz darangesetzt, diese nützlichen Bakterien möglichst durch Antibiotika auszurotten. Viele Darmerkrankungen, die mit Blähungen und Durchfällen einhergehen, gehen auf eine geschädigte Bakterienflora zurück. Oft stellen sich die Schäden erst Monate nach einer Antibiotikabehandlung ein. Auch die Zunahme von Pilzen im Darm, welche sowohl Nährstoffe verbrauchen als auch zu Allergien führen können, dürfte auf ein geschädigtes Darmimmunsystem zurückzuführen sein.

Auch die Umgebung der Darmzonen ist wichtig

Die Fußreflexzonenmassage hilft, den Zustand des Darms zu verbessern, insbesondere wenn Sie die Regel beachten, nicht nur die Darmzone, sondern auch die Umgebung genauer anzuschauen.
Die Darmzone liegt zwischen Fußmitte und Ferse (siehe Abbildung auf Seite 53). Besonders interessant wird diese Zone, wenn Sie auch bedenken, daß Störungen im Darm sowohl von Magen, Leber und Gallenblase als auch von der Bauchspeicheldrüse ausgehen können. Sollten die Verdauungssäfte zu langsam fließen, dann sind Verstopfung oder andere Darmstörungen nicht selten. Fließt die Galle unregelmäßig, so ist Durchfall häufiger. Auch nervliche Einflüsse wirken sich auf den Darm aus. Der eine bekommt bei Aufregung Verstopfung, der andere Durchfall.

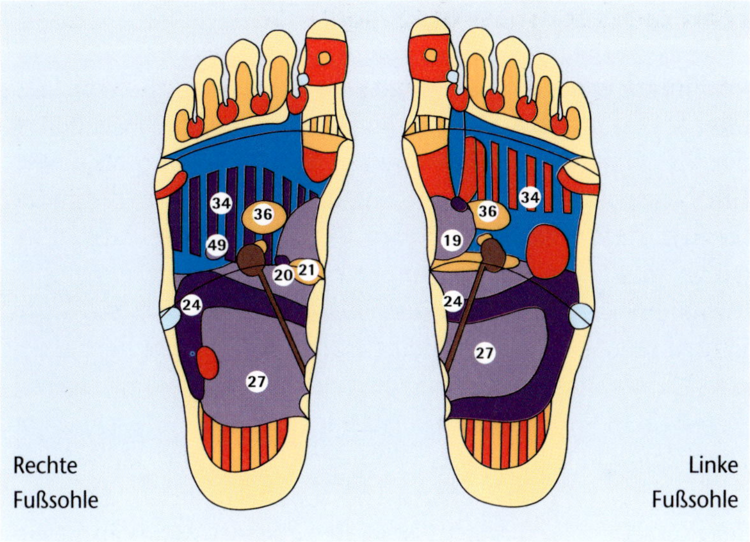

19 Magen und Leber, links; 20 Magenausgang; 21 Bauchspeicheldrüse; 24 Querliegender Dickdarm; 27 Dünndarm; 34 Leber; 36 Solarplexus; 49 Gallenblase

Die Leberzone liegt am rechten Fuß ziemlich hoch um den Solarplexus herum. Die Gallenblase liegt rechts neben dem Solarplexuspunkt und etwas tiefer, und die Bauchspeicheldrüse liegt etwa in der Mitte zwischen Fußballen und Ferse, jedoch mehr im linken Fuß als im rechten, wo sie nur ein kleines Reflexfeld besitzt.

Beachten Sie, daß die Füße so abgebildet sind, als wenn Sie einen Patienten vor sich liegen haben. Deshalb sehen Sie rechts den linken Fuß und links den rechten Fuß.

Die richtige Massage

Tasten Sie die besagten Zonen mit dem Raupengriff genau ab, und merken Sie sich die druckempfindlichen, gestörten Zonen. Es sollte nicht nur auf dem Darmfeld herumgeknetet werden, sondern auch die angrenzenden Schmerzzonen müssen vorsichtig mit einbezogen werden.
Behandeln Sie ausdauernd, aber eher weich. Der Patient soll sich dabei wohl fühlen. Die Behandlung dauert pro Fuß 15 bis 20 Minuten. Patienten mit einer akuten Darmentzündung (Colitis ulcerosa) sollten im akuten Schub nicht massiert werden!

Drüsenstörungen

Man unterscheidet generell zwischen endokrinen Drüsen, die ihr Sekret nach außen oder in Körperhohlräume abgeben, und exokrinen Drüsen (Hormondrüsen), die das Sekret ins Blut oder in die Lymphe absondern.

Wann immer im Körper etwas nicht richtig funktioniert, kann es an den Drüsen liegen. Gemeint sind die Hormondrüsen, die für die richtige Hormonproduktion verantwortlich sind. Die Drüsen stehen in einem engen Zusammenhang mit dem Gehirn, sie werden vielfach von dort aus gesteuert. Doch sie haben nicht nur mit chemischen Vorgängen im Körper zu tun, sondern unterliegen auch seelischen Prozessen. Angst, Wut, Freude, Trauer greifen tief in das hormonelle Gleichgewicht ein. Andererseits erzeugt ein ausgeglichenes Drüsensystem Standkraft und innere Harmonie.

Beim Yoga beispielsweise, der indischen Kunst der Körperbeherrschung, wird deshalb viel Wert auf die Beeinflussung der Drüsen gelegt. Auch wir wollen uns die Drüsen vornehmen, und ich werde Ihnen ein kurzes Programm zusammenstellen, mit dem Sie täglich durch wenige Massagegriffe ein ausgeglichenes Drüsensystem erhalten können. Die wichtigsten Drüsen für die Fußreflexzonenmassage sind:

- Hirnanhangsdrüse (Hypophyse)
- Schilddrüse
- Thymusdrüse
- Nebennieren.

Die Hirnanhangsdrüse

Die Hirnanhangsdrüse »hängt« (wie der Name schon andeutet) an der Basis des Zwischenhirns. An dieser Schaltstelle werden wichtige Entscheidungen getroffen: Die Schilddrüse wird beeinflußt, die Hormonproduktion der Nebennieren wird gesteuert, und die weiblichen und männlichen Hormondrüsen werden von hier aus gelenkt. Kein Wunder, daß die Hirnanhangsdrüse besonders wichtig ist.

An dieser Stelle sei gleich angemerkt, daß die unmittelbare

räumliche Nähe von Gehirn und Zähnen zu Problemen mit Schwermetallen (beispielsweise mit Quecksilber, das in Zahnfüllungen aus Amalgam enthalten ist) führen kann. Leider hat die Hirnanhangsdrüse eine hohe Bereitschaft, Quecksilber einzulagern, welches aus den Zähnen bei jedem Bissen verdampft. Wissenschaftler haben nachgewiesen, daß Menschen mit vielen Amalgamfüllungen und Zahnärzte, die täglich mit Quecksilber in Berührung kommen, Belastungen der Hirnanhangsdrüse mit diesem Schwermetall aufweisen. Quecksilber ist sehr giftig. Deshalb ist bei manchen unklaren Hormonstörungen immer auch an dieses Problem zu denken.

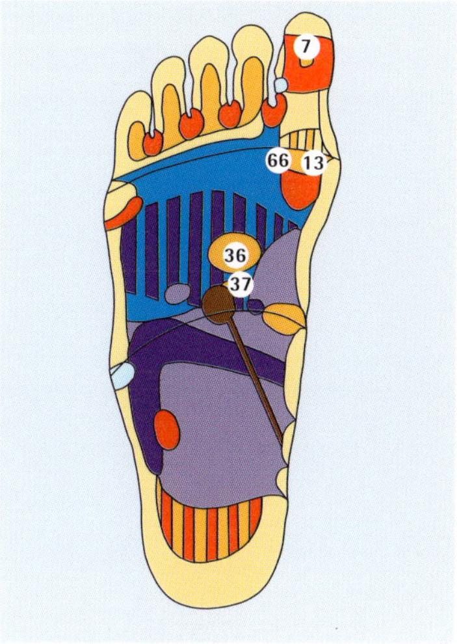

7 Hypophyse; 13 Schilddrüsen; 36 Solarplexus; 37 Nebenniere; 66 Thymusdrüse

- Frau S. wurde wegen Gewichtszunahme und plötzlichen Leistungsabfällen behandelt. Sie litt an Depressionen und konnte sich manchmal gar nicht richtig konzentrieren. Da sie übergewichtig war, fastete sie ab und zu, was jedoch das Gewicht nur um wenige Pfunde herunterbrachte. Natürlich glaubte man zuerst, sie esse heimlich oder vielleicht unkontrolliert – das war jedoch nicht der Fall.

- Die Fußreflexzonenbehandlung brachte nicht allein die Hirnanhangsdrüsenstörung zutage, sondern die Zahnzonen, die massiv gestört waren, zeigten auch die Ursache der Belastung. Fast jeder Backenzahn trug eine Amalgamfüllung. Nachdem die Patientin die letzte Füllung hatte entfernen lassen, fühlte sie sich, als sei eine Zentnerlast von ihr genommen. Die vom Arzt durchgeführte Ausleitung des im Körper abgelagerten Quecksilbers wurde ebenfalls durch die Fußreflexzonenmassage unterstützt.

Wo liegt diese wunderbare Zone?

Die Hypophysenzone befindet sich im Gehirnareal der großen Zehe, genau in der Mitte der Unterseite (siehe nebenstehende Abbildung). Dieser Punkt liegt sehr tief! Es bedarf hier einer kräftigen Massage. Manchmal findet man gerade über diesem Punkt Hornwarzen, Fußpilz oder sich abschuppende Haut. Dies sollte uns immer ein Warnhinweis sein, daß etwas mit der Hirnanhangsdrüse nicht in Ordnung sein kann.

Die Schilddrüse

Einem Jodmangel kann man dadurch vorbeugen, daß man Speisen mit jodiertem Salz würzt.

Seit der Reaktorkatastrophe von Tschernobyl wissen wir, daß unsere Schilddrüse durch Radioaktivität geschädigt werden kann. Viele Menschen nahmen damals Jodtabletten ein, was bei manchen zur Folge hatte, daß sie eine Schilddrüsenüberfunktion bekamen.
Die beiderseits neben dem Kehlkopfknorpel liegende Drüse kann leider schnell aus dem Lot geraten. Viele Frauen leiden ab der Pubertät unter einer leichten bis schweren Vergrösserung der Schilddrüse, was normalerweise außer Schluckbeschwerden wenig Schwierigkeiten macht. Wenn das Wachstum jedoch erheblich wird, sprechen wir von einem Kropf. Der Kropf ist meist eine Folge von Jodmangel, den wir auch durch entsprechende Vollblutmineral- oder Haarmineralanalysen nachweisen können.
Gefährlich wird die Schilddrüsenstörung, wenn im Blut Veränderungen nachzuweisen sind. Dann zeigt sich entweder

Himmelhoch jauchzend, zu Tode betrübt

In der Praxis fiel mir der Zusammenhang zwischen extremen Stimmungsschwankungen und der Schilddrüse auf. Eine Patientin reagierte so empfindlich auf Jod und Schilddrüsenhormone, daß bereits das Einstreichen des Halses mit jodhaltiger Salbe regelmäßig zu Weinkrämpfen führte, die keinerlei erkennbare Ursache hatten. Erstaunlicherweise fanden wir bei diesen Patienten keinerlei Veränderung der Schilddrüsenwerte im Blut.

eine Über- oder Unterfunktion der Schilddrüse. Beides ist behandlungsbedürftig. Bei der Unterfunktion lagert der Körper Flüssigkeit ein und schwillt an, die Augenbrauen fallen oft an den Schläfenseiten aus, und die Patienten werden träge. Bei der Überfunktion dagegen wird der Stoffwechsel derart angepeitscht, daß das Herz ohne Grund zu rasen beginnt, was bis zum Herzversagen führen kann. Die Patienten nehmen ab und werden dauerhaft untergewichtig. Beide Störungen müssen vom Arzt behandelt werden.

Vermutlich können wir bei Schilddrüsenuntersuchungen nicht alles erfassen, was im Körper von Belang ist. Vieles scheinen wir heute noch immer nicht zu wissen.

Die Folgen eines Gaus?

Ich beobachte in letzter Zeit immer häufiger, daß Patienten mit einer eigenartigen Veränderung in die Praxis kommen: Es bilden sich Antikörper gegen das Schilddrüsengewebe. Der Körper »frißt« die Schilddrüse selbst auf. Diese Art von Erkrankungen sind in Rußland ebenfalls Folgen von Schädigungen durch Radioaktivität. Haben wir vielleicht auch hierzulande mehr Strahlung abbekommen, als offiziell ermittelt wurde? Wie dem auch sei, neben der medikamentösen oder Mineraltherapie mit Jod können chronische Störungen der Schilddrüse immer auch mit der Fußreflexzonenmassage mitbehandelt werden.

Unten und oben

Wie finden wir schnell und einfach die Schilddrüsenzone am Fuß? Die Schilddrüse befindet sich neben der Halsmitte, daher muß auch die Reflexzone an der Fußinnenseite liegen. Da die Drüse im Halsbereich liegt, muß die Reflexzone am Übergang von der großen Zehe zum Fußballen zu finden sein, dort, wo wir auch die Halswirbelsäulenpunkte erwarten. Und genau dort sind die Reflexzonenpunkte (siehe Abbildung auf Seite 55 und nebenstehende Abbildung).

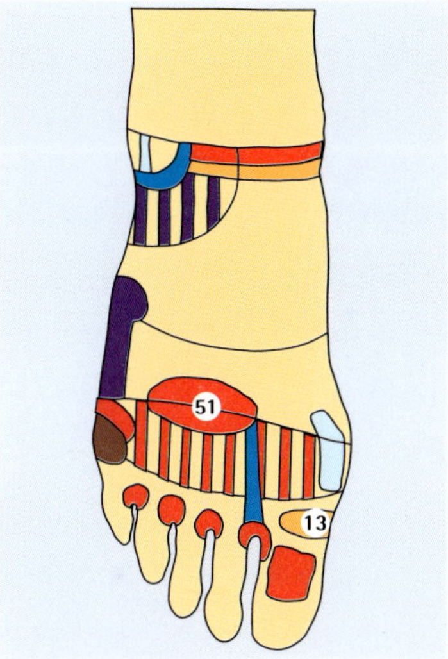

13 Schilddrüsen; 51 Brustdrüse

Die richtige Massage

Die Schilddrüsenpunkte werden am besten täglich mit dem Daumen gut durchgeknetet. Ich empfehle, dies nach der Behandlung der Hypophysenpunkte zu tun, da die Hirnanhangsdrüse bekanntermaßen die Schilddrüse steuert.

Eine Anmerkung zum Quecksilber

Da Quecksilber die Hirnanhangsdrüse stören kann, ist es nicht weiter verwunderlich, daß auch die Schilddrüse durch Quecksilber in ihrer Funktion gestört werden kann. Darüber hinaus haben wir den Eindruck, daß sogenannte heiße und kalte Knoten in der Schilddrüse sehr häufig mit Quecksilberbelastungen zusammenhängen. Dies können wir zwar noch nicht wissenschaftlich beweisen, ich möchte es Ihnen aber mitteilen und Ihre Aufmerksamkeit dafür schärfen. Auch in diesen Fällen hilft die Fußreflexzonenmassage, das Leiden zu beeinflussen.

Die Thymusdrüse

Besonders in höherem Alter kommt es bei mangelhafter Funktion der Thymusdrüse auch zu mangelhaften Abwehrreaktionen des Körpers gegen Keime.

Über die Thymusdrüse ist vielen Menschen nichts bekannt. Auch viele Ärzte unterschätzen ihre Wirkung, weil sie gelernt haben, die Drüse verliere ihre Funktion mit zunehmendem Alter. Zwar ist es richtig, daß die Drüse ab der Pubertät deutlich schrumpft, aber die praktischen Erfolge mit der Thymusbehandlung legen nahe, daß die Drüse eine wichtige Funktion bis ins hohe Alter erfüllt. Die Thymusdrüse liegt direkt hinter dem Brustbein, unterhalb des Halsgrübchens. Ihre Funktion besteht nach heutigem Wissen darin, die Abwehrzellen (weiße Blutkörperchen) zu trainieren und gegen Bakterien, Viren, Pilze »scharfzumachen«. Erfüllt sie ihren Zweck nicht mehr, so verliert der Körper an Widerstandskraft. Es kommt dann schneller zu Infektionen.

Dies kann sich folgendermaßen zeigen: Der Mensch ist zwar infiziert, bekommt aber weder Fieber noch die typischen Anzeichen einer Entzündung. Er siecht dahin, ohne daß wir auf den ersten Blick einen Grund dafür erkennen können. Viele ältere Menschen sind von diesem Leiden betroffen, das dann fälschlicherweise als Altersschwindsucht bezeichnet wird. Daraus können wir zweierlei lernen:

- Fieber und Entzündungen sind keine Krankheiten, sondern Heilreaktionen des Körpers. Sie zu unterdrücken ist ein Fehler, es sei denn, sie werden so stark, daß sie den Menschen selbst gefährden.
- Altersschwindsucht ist meist eine Abwehrschwäche. Der Arzt sollte sich Mühe geben und den Erreger suchen sowie die Abwehrkräfte erhöhen.

Wir können dem Körper bei der Erhöhung der Abwehrkräfte helfen. Die Reflexpunkte der Thymusdrüse liegen genau auf der Innenseite der Fußballen und an entsprechender Stelle auf dem Fußrücken (siehe Abbildungen Seite 55 und 57). Sie sollten jeden Tag behandelt werden.

Bei chronischen Entzündungen und auch Allergien scheint die Funktion der Thymusdrüse gestört zu sein. Daher kann bei allen diesen Erkrankungen die Drüsenzone mitbehandelt werden. Interessanterweise sagten fast alle Patienten, daß sich ihre Stimmung durch die Behandlung langsam verbesserte.

Die Nebennieren

Der Name »Nebenniere« scheint auf etwas Nebensächliches hinzudeuten. Daß dieses kleine Etwas, welches auf der Niere aufsitzt wie ein Reiter auf dem Roß, den ganzen Organismus durcheinanderbringen kann, läßt dieser Name jedenfalls nicht ahnen. In der Tat steuert die Nebenniere wichtige Stoffwechsel- und Kreislauffunktionen. Sie ist die berühmte »Streßdrüse«, denn bei Streß sondert sie das Hormon Adrenalin ab. Das Adrenalin peitscht den Kreislauf richtiggehend auf. Blutdruck und Puls steigen. Sinn dieser Reaktion ist es, den Körper auf Flucht oder Angriff vorzubereiten – eine Reaktion, die den Menschen in bedrohlichen Situationen warnen und somit schützen kann.

Streß

Während es früher durchaus Sinn machte, beim Anblick eines Bären das Weite zu suchen oder die Keule zu schwingen und den Bären mit einem Schlag auf die Nasenspitze zu überzeugen, daß man eher »sauer« schmeckte, ist die körperliche Aggression heute verboten. Der »Bär« ist eher der Fahrer vor oder hinter Ihnen auf der Autobahn. Auch der Western im Fernsehen und der Mord im Kino bringen die Nebenniere in Aktion.

Doch zuviel Adrenalin macht krank, und zuviel Streß erzeugt zuviel Adrenalin. Vor allem Menschen mit hohem Blutdruck sollten also entspannen, und dazu ist die Fußreflexzonenmassage wunderbar geeignet, besonders wenn die Nebennierenzone kräftig mitbehandelt wird. Diese Zone liegt ziemlich genau in der Mitte der Fußsohle, etwas unter dem Sonnengeflechtspunkt (siehe Abbildung auf Seite 55). Doch Vorsicht ist geboten.

Gerade bei einer Schmerzhaftigkeit der Nebennierenzone ist Vorsicht geboten. Patienten dürfen dann nur leicht behandelt werden: lieber einige Streichungen als tiefe bohrende Knetungen, lieber lang und sanft als kurz und kräftig. Bei diesen Patienten sollte sich der Behandler vorstellen, daß der Patient während der Sitzung einschlafen darf.

- Herr K. ist Manager – mit einem Blutdruck von 220/120. Tabletten senken ihn relativ schnell. Doch zusätzlich ließ Frau K. Ihrem Mann eine Fußreflexzonenmassage angedeihen, von der sie leider nicht sonderlich viel Ahnung hatte. Ihre Behandlung bestand in einer viertelstündigen, äußerst schmerzhaften Knetung der Herz- und Nebennierenzone. Herr K. wurde noch während der Sitzung ohnmächtig und wachte auf der Intensivstation wieder auf.

Dies ist ein typisches Beispiel, wie es nicht gehen sollte. Wann immer Sie jemanden behandeln, beachten Sie bitte folgende Regeln:

- Nehmen Sie sich Zeit.
- Gewinnen Sie einen Überblick über den ganzen Fuß.
- Fügen Sie anderen keine Schmerzen zu.
- Behandeln Sie stets den ganzen Fuß.

Herz-Kreislauf- und Blutdruckprobleme

Bei den Drüsenstörungen erwähnten wir die bedeutende Rolle, die die Nebenniere beim hohen Blutdruck spielen kann. Nun werden wir uns andere Gründe für Blutdruckveränderungen anschauen und die Methode lernen, nach der wir mit der Fußreflexzonenmassage eingreifen können.

Bluthochdruck wird von zahlreichen Risikofaktoren mit beeinflußt, die man ausschalten kann: z. B. Übergewicht, Bewegungsmangel, Rauchen, Alkoholmißbrauch und Streß.

Was ist überhaupt ein normaler Blutdruck?

Für alle, die die Bedeutung der Blutdruckwerte nicht kennen, möchte ich kurz nochmals die Zahlen erklären, die den Blutdruck angeben.

- Blutdruckwerte werden immer mit zwei Zahlen angegeben, beispielsweise 120/80.
- Der erste Wert stellt den Druck dar, den das Herz und die Gefäße auf die Blutflüssigkeit ausüben, wenn sie sich zusammenziehen.
- Der zweite Wert gibt die Spannung an, die bleibt, wenn sich Herz und Blutgefäßsystem entspannt haben.
- Der Spannungswert wird immer zuerst angegeben, die zweite Zahl ist dann der Entspannungswert.

Der Blutdruck schwankt bei jedem Menschen. Sportler haben bei Belastung Werte über 200/90, im Schlaf dagegen kann der Blutdruck auf Werte unter 100/70 absinken. Um Unsicherheiten zu vermeiden, sollte man darauf achten, daß während der Messung des Wertes vergleichbare äußere und innere Bedingungen gegeben sind. Man mißt seinen Blutdruck:

- Stets in Ruhe
- Am selben Arm
- In derselben Lage
- Zur selben Zeit.

Ruhe tritt ein, wenn Sie sich vor der Messung nicht körperlich schwer belastet und/oder kurzfristig (fünf Minuten vorher) etwas gesessen haben. Da Blutdruckwerte an beiden Armen um bis zu zehn Einheiten unterschiedlich sein können, muß auch stets derselbe Arm genommen werden. Auch ob Sie sitzen, stehen oder liegen, ob Sie in Spannung oder entspannt sind, ist von Bedeutung. Deshalb messen Sie Ihren Blutdruck immer im Sitzen und wenn Sie weitgehend entspannt sind. Und: Morgens kann der Blutdruck anders sein als abends.

- Wenn Sie alles richtig machen, dann sind Werte zwischen 110/80 und 130/70 normal.
- Menschen über 60 Jahren können auch einmal Werte bis 160/80 haben.
- Alles, was darüber liegt, ist (zu) hoher Blutdruck (Hypertonie), alles, was darunter liegt, (zu) niedriger Blutdruck (Hypotonie).

Manche Menschen haben nur beim Arzt Bluthochdruck – offenbar aus Angst. Das Phänomen ist unter dem Namen »Weißkittelhochdruck« bekannt.

Normal ist nicht unbedingt normal

Wenn Sie jetzt Ihre Blutdruckwerte vergleichen, wissen Sie, was Sache ist. Doch wer hat diese Grenzen festgelegt? Die Natur jedenfalls nicht! Grenzwerte werden immer von Menschen festgelegt – sozusagen per »Beschluß«. Entsprechend sind die Meinungen, wann genau hoher und wann niedriger Blutdruck vorliegt, etwas unterschiedlich.

- Frau A. hat plötzlich Probleme mit dem Kreislauf. Immer wenn sie aufsteht oder längere Zeit steht, wird ihr schwindlig, und sie bekommt Kopfschmerzen. Manchmal erwacht sie schon mit Kopfschmerzen. Der Arzt stellt Blutdruckwerte um 115/90 fest. Aber als er die Messung im Stehen vornimmt, sinkt der Blutdruck auf 90/60. Ein typischer Fall von niedrigem Belastungsblutdruck. Sie bekommt Tropfen, die auch helfen. Als sie die Tropfen jedoch wieder absetzt, kehren die Beschwerden zurück.

Sie wissen hoffentlich bereits, daß ich Ihnen jetzt nicht raten werde: »Massieren Sie doch einfach die oder jene Zone, dann wird es besser.« Das werde ich auf keinen Fall tun, denn Blutdruckschwankungen sind ein Symptom und keine Krankheit. Die Füße verraten die Ursache der Störung. Daher müssen Sie sich wieder den ganzen Fuß vornehmen, wenn Sie niedrigen Blutdruck behandeln wollen. Besonderes Augenmerk sollten Sie auf folgende Zonen legen (siehe nebenstehende Abbildung):

- Hypophysenzone in der Mitte des Endgliedes der großen Zehe
- Nebennierenzone in der Fußmitte
- Herzzone im Bereich des Fußballens an der Innenseite
- Sonnengeflechtszone in der Fußmitte
- Den Bereich des Dünndarms (Mittelfuß und Fersenbereich).

Besonders bei schlanken Personen tritt ein niedriger Blutdruck gern zusammen mit einer gewissen Dünndarmschwäche auf. Hier sind Frauen besonders betroffen. Sie haben neben dem niedrigen Blutdruck häufig auch Verdauungsstörungen und Verstopfung. Vielleicht belasten die Darmgifte in diesen Fällen das Blutgefäßsystem. Bei Frauen ist die Unterleibszone (siehe Seite 42) ebenfalls von besonderer Bedeutung für die Hypotonie.

Dem Gefühl trauen

Mein Rat: Welche Zonen Sie auch immer finden sollten, behandeln Sie sie – auch wenn keine medizinische Meinung dafür spricht. Bei den Patienten mit niedrigem Blutdruck können Sie im Verlauf der Sitzungen allmählich festeren Druck auf die Fußsohle ausüben. Es darf ruhig mal ein wenig weh tun. Raten Sie Ihren Massagepartnern auch dazu, morgens eine kalte Waschung noch im Bett durchzuführen.

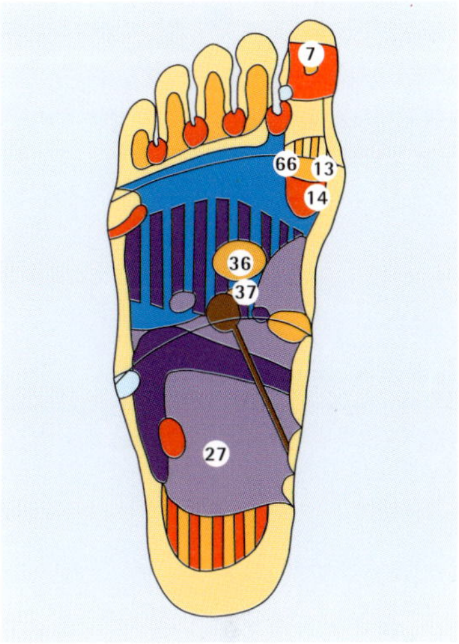

7 Hypophyse;
13 Schilddrüsen; 14 Herz;
27 Dünndarm;
36 Solarplexus;
37 Nebenniere;
66 Thymusdüse

Schmerz und Kummer sind bedeutsame Erfahrungen, die nicht unterdrückt oder verdrängt werden sollten. Nach einer Zeit der Trauer ist es jedoch wichtig, wieder positiv in die Zukunft zu blicken und nicht an leidvollen Erinnerungen zu verhaften.

Kalte Waschung nach Pfarrer Kneipp

- Man nimmt einen mit zimmerwarmem Wasser befeuchteten Waschlappen und wäscht den ganzen Körper innerhalb einer Minute von unten nach oben ab.
- Dann legt man sich wieder ins Bett, deckt sich bis zum Hals zu, ohne sich abzutrocknen, und läßt das Wasser einfach durch die Bettwärme verdunsten.

Zu hoher Blutdruck

Es gibt allerdings auch Fälle, die nicht unmittelbar »Einblick« in den Blutkreislauf des Patienten gewähren. Was zunächst auf niedrigen Blutdruck schließen läßt, kann sich als hoher Blutdruck entpuppen. Die Zeichen können manchmal denen des niedrigen Blutdruckes täuschend ähnlich sein, wie das folgende Fallbeispiel zeigt.

Eine interessante Tatsache: Vegetarier haben generell einen niedrigeren Blutdruck, als dies bei Menschen der Fall ist, die Fleisch zu sich nehmen.

- Frau F. hatte manchmal schon morgens, kurz nach dem Erwachen, Kopfschmerzen. Während eines Einkaufs bekam sie plötzlich heftige Kopfschmerzen. Sie ging in die Apotheke, da ihr so schwindlig war, daß sie zu fallen fürchtete. Niedriger Blutdruck? Die Blutdruckmessung, welche eilig beim Apotheker durchgeführt wurde, betrug 220/130. Hoher Blutdruck! Dies bestätigt sich auch beim Arzt.

- Frau F. war stark übergewichtig und machte zu dieser Zeit gerade eine Diät. Sie hatte bereits zehn Kilogramm abgenommen. Wie konnte es jetzt zu einem hohen Blutdruck kommen? Der Arzt gab Frau F. Tabletten, die den Blutdruck jedoch nur unzureichend senkten.
Eine Klinikeinweisung wurde vorgenommen. Auch dort waren die Blutdruckwerte erst nach drei Wochen wieder akzeptabel. Frau F. nahm im Krankenhaus weiter Reduktionskost zu sich, weil auch die Ärzte einen Zusammenhang mit dem Übergewicht vermuteten. Wieder entlassen, nahm sie fünf verschiedene Tabletten ein.

Offenbar war in diesem Fall der hohe Blutdruck nur ein Symptom für etwas anderes. Glücklicherweise ging Frau F. zu einem Arzt, der Fußreflexzonenmassage beherrschte. Dessen Verdacht, daß es sich um eine innere Vergiftung aufgrund der Gewichtsreduktion handeln könnte, bestätigte sich bei der Behandlung der Fußsohlen.

- Die Füße waren im ganzen gerötet und wund. Sie waren so schmerzhaft, daß eine Fußreflexzonenbehandlung nicht in Frage kam. Der Arzt erklärte Frau F. seinen Verdacht: Durch den Abbau von Fettgewebe setzte der Körper so viele Gifte frei, daß der Stoffwechsel regelrecht blockiert wurde. Der Körper litt unter Sauerstoffnot. Dies versuchte er durch eine Erhöhung des Blutdruckes wieder wettzumachen. Also war der erhöhte Blutdruck in erster Linie mehr eine Art Rettungsversuch für den Organismus als eine Krankheit. Erst nach einer zweiwöchigen Trinkkur mit kochsalzarmem Wasser wurde die Fußreflexzonenmassage wiederaufgenommen. Jetzt zeigten sich entsprechende Zonen im Herz-, Nebennieren- und vor allem im Leberbereich.

Behandeln Sie bei der Fußreflexzonenmassage hohen Blutdruck niemals kräftig, sondern immer »seidenweich«.

Derartig komplizierte Fälle sind äußerst selten. Dennoch zeigt auch dieses Beispiel wieder die Arbeitsweise der Fußreflexzonenmassage, stets das Ganze im Auge zu behalten und sich niemals von einem Symptom in die Irre leiten zu lassen.

Es kann an vielem liegen

Bei hohem Blutdruck sollten Sie die Hormonzonen besonders in Augenschein nehmen (Hypophyse, Schilddrüse, Thymusdrüse, Nebenniere), aber auch die Nervengeflechte (Halsnerven, Bauchnerven und Unterleibsnerven). Daneben achten Sie bitte auf schmerzhafte Zahn-, Gallen- und Nierenpunkte.

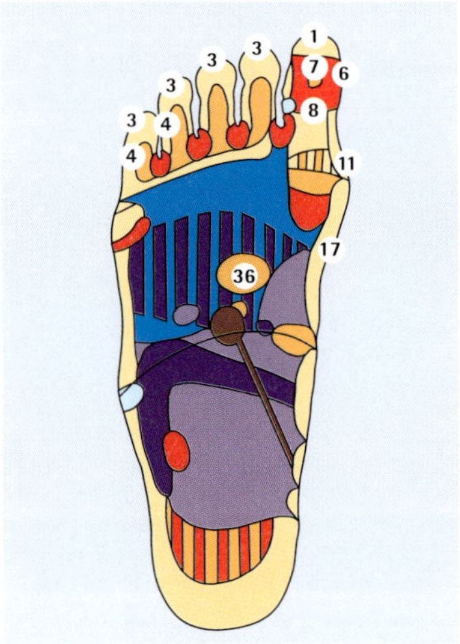

1, 3 Zähne; 4 Mandeln; 6 Großhirn; 7 Hypophyse; 8 Kleinhirn; 11 Halswirbel; 17 Brustwirbel; 36 Solarplexus

Kopfschmerzen

Eines der häufigsten Leiden unserer Zeit sind Kopfschmerzen. Doch Kopfschmerz ist nicht gleich Kopfschmerz. Vom einfachen Verspannungskopfschmerz bis zum Gehirntumor kann alles hinter Kopfschmerzen stecken. Daher sollte man bei chronischen Kopfschmerzen zunächst zum Arzt gehen, um die Diagnose abzusichern.

● Sigrid A. bekommt seit vier Jahren regelmäßig alle zwei Tage Kopfschmerzen. Sie können so heftig werden, daß sie im Bett bleiben muß und nicht in der Arbeit erscheinen kann. Den Neurologen, den Orthopäden und den Internisten hat sie bereits aufgesucht – alle Untersuchungen waren ohne irgendein Ergebnis. Sie schluckt Tabletten, um wenigstens arbeiten gehen zu können. Ihr Hausarzt hat sie bereits als unheilbar aufgegeben, und schließlich landet sie beim Psychologen, der feststellen soll, ob es sich bei ihr vielleicht um ein seelisches Leiden handeln könnte. Sie ist 24 Jahre alt und ohne Freund. Da liegt der Verdacht nahe, sie könnte vielleicht Probleme mit Beziehungen zu anderen Menschen haben.

Bei Kopfschmerzen kann, wie gesagt, alles mögliche zugrunde liegen. Es ist deshalb wichtig, sich einzuprägen, daß wir uns nicht ausschließlich auf die Kopfzone (Zehen) konzentrieren (siehe nebenstehende Abbildung) sollten.

Moderne Zeiten: Der Kopfschmerz ist neben dem Rückenschmerz das häufigste Leiden der arbeitenden Bevölkerung. Auf der Suche nach seinen Ursachen steht der Patient oft vor einem »Ozean der Möglichkeiten«.

Der Ursache auf der Spur

Am besten beginnen wir mit einer leichten Vorbereitung der Füße, um uns schon einmal auf die Besonderheit des Fußes einzustellen. Wenn wir dann die Zehen bearbeiten, so hat dies mit größter Sorgfalt und Vorsicht zu geschehen. Denn hier können bereits kleinste Zonen vorhanden sein, die einem großflächigen Druck leicht entgehen.

Beginnen Sie an der großen Zehe, und arbeiten Sie sich bis zur kleinen Zehe durch, indem Sie auch die Seitenanteile der Zehen und vor allem die Rückseiten nicht vergessen – denn vor allem dort liegen die Zähne!
Die Zehen repräsentieren verschiedene Zähne: die große Zehe den Frontzahn, die zweite Zehe den zweiten und dritten Zahn, die dritte Zehe den vierten und fünften Zahn, die vierte Zehe den sechsten und siebten Zahn und die kleine Zehe den Backenzahn (bzw. den Weisheitszahn).

- Die Patientin hatte eine fast sulzige Aufquellung im Bereich der beiden großen Zehen (Hypophyse). Außerdem erwiesen sich die Seiten und Rückseiten der vierten und fünften Zehe als so empfindlich, daß selbst der leichteste Druck zu starken Schmerzreaktionen führte. Auch die Übergänge von der Zehe zum Fuß waren sehr schmerzhaft.

Zähne können tückisch sein

Warum sprechen wir über Zähne, wenn wir Kopfschmerzen behandeln wollen? Weil ein großes Heer von Kopfschmerzpatienten chronische Entzündungen im Kopfbereich hat. Dazu gehören – was oft übersehen wird – in allererster Linie die Zähne.
Schmerzhafte oder auffällige Zahnzonen können auftreten bei: Amalgamfüllungen, Karies, Zahnfleischentzündungen, Zahneiterungen, besonders bei solchen, die nicht akut und deshalb nicht schmerzhaft sind (Granulom). Aber auch schlecht sitzende Kronen und Prothesen irritieren die Zahnzonen.

Nicht immer ahnt ein Patient, der an Kopfschmerzen leidet, daß sich die Ursache vieler Leiden in den Zähnen befindet. Ein Besuch beim Zahnarzt bringt oft ungeahnte Schwachstellen und Eiterherde ans Tageslicht.

Störherd Mandeln

Als nächstes finden sich oft gestörte Mandeln. Die Mandelzone (siehe Abbildung auf Seite 66) befindet sich am vierten

Zeh. Bitte bedenken Sie: Auch Mandeloperierte haben noch Mandeln, denn es werden nur die Gaumenmandeln entfernt. Es gibt aber noch Rachen- und Zungenmandel (lymphatischer Rachenring). Es ist also kein Widerspruch, wenn bei einem Mandeloperierten eine Mandelzone schmerzhaft reagiert.

Eine gute Fußreflexzonenmassage und ein aufmerksamer Masseur können so manches Röntgenbild überflüssig machen: Ursachen lassen sich »von den Füßen ablesen«.

Nebenhöhlenirritationen

Auch die Nebenhöhlen sind oft Ursache für Kopfschmerzen. Wir finden sie vor allem an Ober- und Unterseite der zweiten bis vierten Zehe (siehe Abbildung auf Seite 66).

- Die Zonen für die Nackenwirbelsäule und die Brustwirbelsäule wurden von der Patientin nicht gerade als angenehm empfunden. Besonders der Schultergürtel war empfindlich, jedoch nicht so sehr wie die Zahnzonen. Nach einigen Strichen empfand sie diese Stellen jedoch als spürbar angenehmer und wohltuend.

Wirbelsäulenprobleme

Die Situation am Arbeitsplatz führt oft zur Verspannung von Halswirbelsäule und Schultermuskulatur. Zusätzlich werden die Augen belastet, es kommt zur Verspannung der Augenmuskulatur. Der ganze Wirbelsäulenbereich liegt auf der Innenseite der Füße, genauer gesagt, am Übergang von Fußsohle zu Fußinnenseite. Die Halswirbelsäule beginnt an der großen Zehe und endet genau in der Höhe des Fußballens. Darunter beginnt die Brustwirbelsäule (siehe Abbildung auf Seite 66).
Dies alles sind Ursachen für Kopfschmerzen, die Sie über den Fuß beheben können. Doch auch die vorher erwähnten Entzündungen der Kopforgane führen zu Verspannungen sowie Lymphbelastungen im Bereich der Halswirbelsäule.

Es gibt sogar in der Mitte der Schultermuskulatur einen Punkt, der bei derartigen Belastungen immer verhärtet ist. Diesen Punkt finden Sie als Reflexzone in der Mitte des Fußballens unterhalb des Anfangs der dritten Zehe wieder.

- Die Brustzone und die Bauchzone waren unauffällig, bis auf den Magen und das Zwerchfell, die sehr schmerzhaft empfunden wurden. Die Patientin gestand, daß sie gerne Schokolade esse, aber schlecht vertrage. Diese Heißhungeranfälle traten besonders abends auf, wenn sie sich einsam fühlte. Oft kam es bereits danach schon zu heftigen Kopfschmerzattacken. Rotwein vertrug sie nicht, weil sich anschließend Magenschmerzen einstellten.

Das Sonnengeflecht

Es ist unglaublich, wie häufig bei Kopfschmerzpatienten die Zone um das Sonnengeflecht (siehe Abbildung auf Seite 66) reagiert. Dies liegt daran, daß die Körpermitte alle Spannungen speichert. Bei chronischen Schmerzen und seelischen Problemen wird oft unbewußt die Atmung angehalten, die natürliche innere Organmassage durch jeden Atemzug entfällt. Fast regelmäßig entsteht dieser Stau bei Kopfschmerzen. Deshalb unterstützt die Massage dieser Reflexzone die Entfaltung der Lunge, und die Blockierung des Zwerchfells löst sich.

Man muß diese Zone sehr lange und liebevoll behandeln. Sie sollten auf keinen Fall mit spitzem Finger immer wieder in diese leicht zu findende Stelle bohren, weil es soviel Spaß macht, den Patienten von der Liege hüpfen zu sehen!

Die Massage der Unterleibszone brachte auf der Ferseninnenseite Störungen der Gebärmutterpunkte ans Tageslicht. Die Patientin hatte immer wieder schmerzhafte Regelblutungen. Eine weitere Zone von Irritation und chronischen Entzündungen kann also die Unterleibszone

Nicht immer ist eine schmerzhafte Kopfzone zu finden, manchmal sind nur Störzonen in anderen Organen auszumachen. So beispielsweise in den Regionen um den Solarplexus (Sonnengeflecht), der so genannt wird, weil seine Nerven strahlenförmig von ihm aus- und auf ihn zuführen.

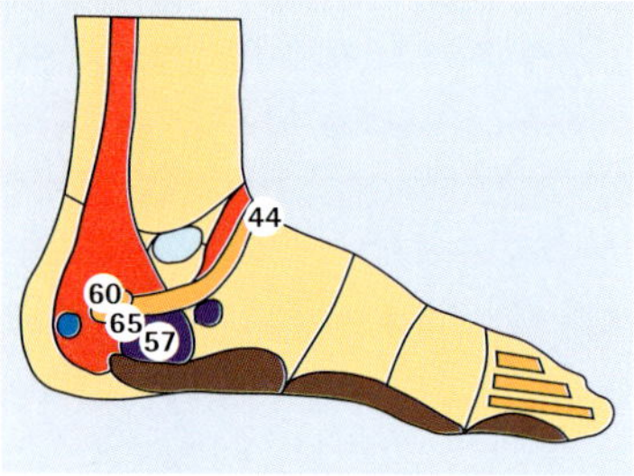

44 Leistenkanal, Eileiter; 57 Blase; 60 Uterus, Prostata, Hoden; 65 Männliche und weibliche Genitalien

sein (siehe nebenstehende Abbildung). Auch hier führen Belastungen häufig zu Kopfschmerzen, bei Frauen auch zu Migräne.

Vielfältige Hintergründe

Sie sehen, welche Zusammenhänge im Körper für so ein einfaches Symptom wie Kopfschmerzen gefunden werden können. Es muß nicht die Kopfzone selbst auffällig erscheinen. Manchmal sind nur die Störzonen irgendwo im Körper als Ursache auszumachen. Seien Sie also nicht enttäuscht, wenn Sie bei Beschwerden in der erwarteten Zone keinen Befund erheben können. Es liegt nicht an Ihnen und auch nicht an der Fußreflexzonenmassage; es liegt daran, daß die Zusammenhänge anders sein können, als Sie es erwarten.

Gerade bei Frauen ist die Ursache für Kopfschmerzen und Migräne häufig im Bereich des Unterleibs zu suchen. Sie sollten gerade diese Zonen gründlich mitbehandeln.

- Von Massage zu Massage empfand die Patientin die schmerzhaften Zonen als weniger empfindlich, nur die Zone des fünften Zahns wurde nicht besser. Die Kopfschmerzen selbst hatten jedoch bereits nach der fünften Sitzung stark nachgelassen, so daß sie teilweise völlig ohne Schmerztabletten auskommen konnte. Mit dem Schokoladeessen hatte sie aufgehört. Eine bei ihrem Arzt durchgeführte Mineralstoffanalyse ergab einen starken Mangel an Magnesium, welches sie von da ab einnahm.

Plötzlich, vor der sechsten Sitzung, meldete sich die Patientin kurzfristig wegen starker Zahnschmerzen ab. Der fünfte Backenzahn im linken Unterkiefer hatte sich so stark entzündet, daß er gezogen werden mußte. Ein Granulom hatte sich unbemerkt an der Wurzel gebildet und war jetzt aufgegangen.

Fortan waren die Kopfschmerzen verschwunden! Die Fußreflexzonen zeigten die Zusammenhänge und Ursachen für die Kopfschmerzen, und der Körper reagierte prompt und nachhaltig auf die Massagen.

Magenbeschwerden und -geschwüre

Bis auf wenige angeborene Magenkrankheiten, wie beispielsweise übermäßige Säureproduktion, die schon in früher Jugend zu Magengeschwüren führen oder Magenkrebs erzeugen, sind fast alle anderen Magenbeschwerden durch Streß oder falsche Ernährung bedingt.
Dagegen können Sie reflexzonentherapeutisch nicht viel tun, wenn Sie Ihrem »Opfer« nicht klarmachen, daß es seine Lebensweise ändern muß. Mit einer erfolgreichen Überzeugungsarbeit und der Fußreflexzonenmassage haben Sie aber ein höchst wirkungsvolles Werkzeug in der Hand, besser als jeder Säureblocker zu helfen.

Wenn die Darmzonen schmerzhaft reagieren, so sind bereits fremde Keime im Darm vorhanden und eventuell auch in den Magen aufgestiegen. Es sollte dann mit Hilfe eines Arztes eine Darmsanierung durchgeführt werden, die Sie allerdings durch eine Fußreflexzonenmassage wirksam unterstützen können.

Magen und Zwerchfell

Der Magen liegt in der Körpermitte. Direkt nachdem die Speiseröhre das Zwerchfell durchtreten hat, befinden wir uns in der Bauchsphäre. Hier herrschen andere Gesetze als im Brustraum. Der Druck ist ein anderer, das Ambiente ist ein anderes. Da der Magen direkt unterhalb des Zwerchfells liegt, wird er normalerweise durch jede Atembewegung massiert. Atmen Sie ein, so drückt das Zwerchfell den Magen zusammen, atmen Sie aus, so gibt es den Magen wieder frei. Diese Bewegung braucht der Magen, sie unterstützt die Magentätigkeit. Menschen, die unter Streß stehen, halten aber oft unbewußt die Atmung an. Die Schwingung des Zwerchfells wird zu klein, und die innere Magenmassage wird zu gering. So wirkt der Streß auf den Magen.
Aber auch die Tätigkeit des Sonnengeflechts, welches alle Organe im Oberbauch steuert, wird irritiert, besonders wenn Erschrecken oder Angst die Ursache des Stresses ist. Sie kennen vielleicht das mulmige Gefühl, wenn Sie so einen richtigen Schreck bekommen haben?

Kneten Sie die Magen- und die Sonnengeflechtszone nicht zu kräftig durch, und achten Sie besonders auf das Gesicht des Patienten. Ein Grimassieren sagt mehr als 1000 Worte, denn Magenpatienten neigen dazu, sich selbst zu überfordern, und können selten über ihre Gefühle reden. Deshalb sagen sie häufig nichts, auch wenn die Massage weh tut.

Wie ein Magengeschwür entsteht

Manche Leute haben sozusagen einen Dauerschreck. Dadurch wird die Durchblutung des Magens verändert. Die Folge ist, daß der schützende Magenschleim vermindert gebildet wird, wodurch die Magensäure die eigenen Zellwände angreifen kann. Ein Magengeschwür entsteht. Auch Alkohol oder fettgebratene Speisen können den Magenschleim schädigen, insbesondere wenn zuwenig Vitamin C eingenommen wird. Die Folge ist eine chronische Schleimhautentzündung.

Die richtige Massage

Die Magenzone liegt vor allem am rechten Fuß, in der Gegend, die beim Senkfuß durchgetreten ist, also der Fußwölbung (siehe Abbildung unten). Der linke Fuß hat an diesem Gebiet die Leberzone und nur wenig Magenanteile.

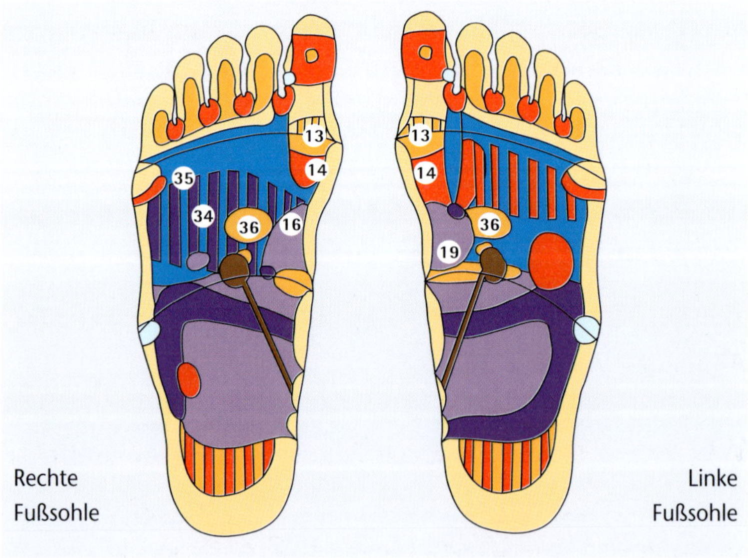

13 Schilddrüse, Hals; 14 Herz; 16 Magen, rechts; 19 Magen und Leber links; 34 Leber; 35 Lunge; 36 Solarplexus, Zwerchfell

Erfahrungsgemäß sollte der linke Fuß aber auch mitbehandelt werden. Vor allem der Sonnengeflechtspunkt ist an beiden Füßen wichtig.

Nebenhöhlenentzündungen

Wer einmal eine wirkliche Nebenhöhlenerkrankung erlebt hat, der weiß, wie unangenehm, vielleicht sogar bedrohlich dies sein kann. Die Nasennebenhöhlen sind normalerweise Hohlräume im Schädelknochen, die direkt neben und über dem Nasenraum liegen. Welchem Zweck diese Nebenhöhlen dienen, ist bis heute nicht wirklich klar. Wenn im Verlauf einer Infektion durch Viren und Bakterien die Schleimhäute der Nasennebenhöhlen infiziert werden, so schwellen sie an oder beginnen sogar zu eitern. Der Kopf geht zu, man fühlt sich wie im Nebel. Die Augen werden rot, und die Nase ist verstopft. Es entstehen Kopfschmerzen, die so stark sein können, daß die leichteste Bewegung unerträgliche Schmerzen erzeugt.
HNO-Ärzte verordnen meist Bettruhe und Antibiotika, denn sie befürchten, daß ein Hirnabszeß (eine Eiterung, die ins Gehirn einbricht) entstehen könnte. In der Tat ist dies kein Zustand, mit dem zu spaßen ist. Auch hier haben wir ein Anwendungsgebiet für die Reflexzonenmassage. Die Zehen auf Vorder- und Rückseite des Fußes sind Nebenhöhlengebiete, insbesondere die Endglieder der Zehen. Aber auch die Gebiete zwischen den Zehen sind wichtig, denn dort liegen die Zonen, die Kopf- und Halslymphe anregen (siehe Abbildung auf Seite 74).

In den Nebenhöhlen machen sich gern chronische Schleimhautentzündungen breit. Dies gilt auch bei Allergien. In diesem Zusammenhang favorisiere ich ein etwas anderes Denkmodell: Ich glaube, daß eine Vielzahl von (Schad-)Stoffen so ungünstig auf die Schleimhautzellen wirkt, daß sie »löchrig« werden. Durch die vergrößerten Poren können dann viel zu große Partikel in die Blutbahn eindringen.

Was passiert bei der akuten Nebenhöhlenentzündung?

Die Schleimhäute schwellen, und der Lymphfluß verlangsamt sich. Das oberste Gebot ist daher, die Lymphwege

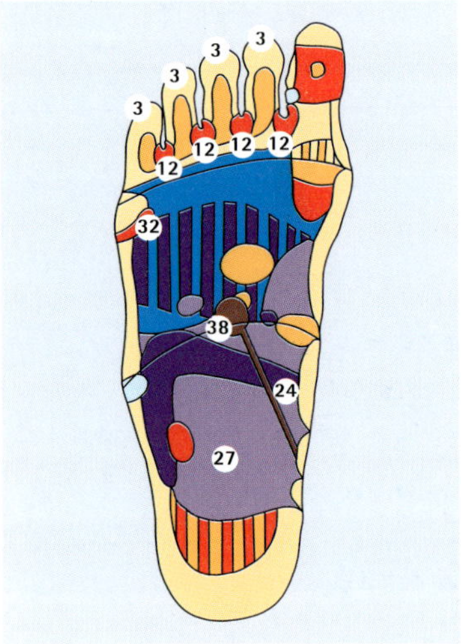

3 Zähne, Kieferhöhle; 12 Lymphzonen; 24 Darm; 27 Dünndarm; 32 Achsellymphknoten; 38 Niere

Natürlich sollten bei einer Nebenhöhlenentzündung die notwendigen Medikamente gegeben und genommen werden, um die weitreichenden Folgen einer Vereiterung oder eines Abszesses zu verhindern. Die Fußreflexzonenmassage dient der zusätzlichen Behandlung.

wieder freizumachen; außerdem sollten Sie reichlich Wasser und Tee trinken. Bei der akuten Entzündung sollte man nur vorsichtig und leicht arbeiten; keinesfalls dürfen durch die Arbeit Schmerzen erzeugt werden! Denn durch Schmerz entsteht Krampf, Krampf erzeugt Blutverlangsamung, und dies bewirkt Stauungen.

So massieren Sie richtig

Am besten beginnt man mit leichten Streichungen des gesamten Fußes, immer von den Zehen zu den Fersen. Dann folgen leichte Behandlungen der Achsellymphpunkte. Diese liegen am Übergang von den Zehen zum Fußballen. Mit kleinen, kreisenden Bewegungen werden diese Lymphzonen behandelt, danach die Halslymphzonen, die in den Zehenzwischenräumen liegen und sich ein Stück zum Fußrücken hochziehen. Der Sinn dieser Vorgehensweise liegt darin, daß die Lymphkanäle erst freigemacht werden müssen. Stellen Sie sich Ihre Abwasserleitung vor. Das Wasser fließt erst in den Waschbeckenabfluß, dann in die große Abflußleitung, die schließlich in den Kanal mündet. Fließt das Wasser nicht mehr ab, dann kann die Verstopfung an allen drei Stellen liegen.
Bei der Behandlung machen wir sozusagen zuerst den großen Kanal frei, das sind die Reflexzonen der Achsellymphgänge, dann erst die kleineren, die der Halslymphgänge, und schließlich arbeiten wir an den Zonen der Nebenhöhlenlymphen selbst. Der so erzeugte Lymphstrom transportiert alle Schlacken mit sich. Bei jeder Nebenhöhle (ob Stirnhöhle oder Kieferhöhle) wird auf diese Weise vorgegangen.

Chronische Entzündungen ...

Ganz anders sind die Verhältnisse, wenn die Beschwerden chronisch geworden sind. Hierzu ein Fallbeispiel.

• Frau F. kommt in die Praxis, weil sie ihre Nebenhöhlenentzündung nicht los wird. Begonnen hatte alles mit einer Grippe und hohem Fieber. Der Hausarzt verschrieb Antibiotika. Nach wenigen Tagen ging es der Patientin zwar besser, aber nur zwei Wochen später erlitt sie einen Rückfall, der noch schwerer war als die erste Erkrankung. Der jetzt konsultierte HNO-Arzt verordnete ein anderes Breitbandantibiotikum, welches auch half, obgleich Frau F. Magenschmerzen und auch Durchfall davon bekam. Seither hatte sie allerdings in drei Monaten vier Rückfälle.

Während und nach der Einnahme von Antibiotika sollten Sie darauf achten, daß Sie sich gesund ernähren und reichlich Flüssigkeit zu sich nehmen!

… können ganz andere Ursachen haben

Wie stets bei chronischen Fällen wäre es grundverkehrt, sich jetzt auf die Nebenhöhlenzonen zu stürzen, weil mögliche Verursacher für Beschwerden so leicht übersehen werden. Das Gesamtbild ist stets wichtiger als das einzelne Organ.

• Bei Frau F. wurde die gesamte Fußzone durchgearbeitet – jedoch nur bis zum Darmgebiet. Dieses erwies sich nämlich als so schmerzhaft, daß es kaum berührt werden konnte. Die Nebenhöhlen dagegen waren kaum empfindlich. Zunächst also wurde nur leicht um die schmerzende Darmzone herumgearbeitet. Bereits nach zehn Minuten begann ein lebhaftes Gurgeln im Gedärm, welches die Patientin als peinlich empfand. Nach weiteren zehn Minuten begann sie unruhig zu werden. Sie mußte aufspringen und entleerte einen übelriechenden dünnen Stuhl.

• Nach zwei Tagen rief die Patientin an und sagte, sie hätte seit der ersten Massage Durchfall und Bauchkrämpfe. Bei der nächsten Behandlung sah die Patientin in der Tat leidend aus. Die Nase lief ihr in einem fort, und auch der Bauch knurrte und gurgelte. Jetzt war klar: Erstens hatte sie wohl im Verlauf der Antibiotikabehandlung einen Darmpilz bekommen (die Untersuchung des Stuhls bestätigte dies), und zweitens war der Körper dabei, sich selbst zu helfen.

Ins Fließgleichgewicht kommen

Immer wenn etwas zu fließen beginnt, dann hat der Körper einen Weg der Selbstreinigung gefunden. Im Fall von Frau F. schien er gerade zu versuchen, sowohl den Darm als auch die verpilzte Nebenhöhle zu säubern. Denn beides ist leider manchmal die Folge einer übermäßigen Antibiotikabehandlung. Die Bakterien werden zwar vernichtet, aber die Pilze erhalten eine neue Chance, sich in diese Lücken hinein auszubreiten. Pilzinfektionen der Nebenhöhlen sind jedoch sehr schwer nachzuweisen und sehr hartnäckig!

Niemals sollten Sie bei der Massage etwas mit Gewalt erreichen wollen. Leichte, aber dosierte Anwendungen bringen mehr. Sie müssen dabei keineswegs eine bestimmte Zeit einhalten. Achten Sie auf Ihr Gegenüber, und wenn Sie das Gefühl haben, daß es genug ist, dann lassen Sie es auch genug sein!

- Bei der zweiten Sitzung war die Darmzone nicht mehr so empfindlich. Die Behandlung tat eher gut. Dafür wurden die Zehen schmerzhaft, was um so mehr zunahm, je öfter sie massiert wurden. Deshalb brachen wir die zweite Sitzung mit einigen leichten Streichungen des gesamten Fußes ab.

Tatsächlich besserten sich die Beschwerden bei Frau F. nach der zweiten Sitzung nachhaltig. Sie hatte alle süßen und zuckerhaltigen Speisen für eine gewisse Zeit verboten bekommen und durfte auch keinen Sekt trinken. Nachdem sich der Stuhl normalisiert hatte, wurde wenige Tage später die Nebenhöhle langsam frei.

Darm und die Nebenhöhlen gehören eng zusammen

Bei der Fußreflexzonenmassage finden wir oft beide Zonen gestört. Man sagt, daß die Schleimhäute dasselbe Immunsystem haben: Wie unten, so auch oben. Behandeln Sie in chronischen Fällen immer den ganzen Fuß zusammen mit den Darmzonen, eventuell sogar die Nierenzone, denn nicht selten verbreiten sich die Bakterien bis in die Nieren – auch wenn die Patienten keine Beschwerden haben.

Rückenschmerzen

Daß Rückenschmerzen nicht nur vom Rücken herrühren, wird jeder erfahrene Arzt bestätigen können. Auch der Fußreflexzonen-»Gelehrte« wird, wenn er nach unserer Methode arbeitet, schnell feststellen, daß die Wirbelsäule oft nur Leidtragende einer Kette von krank machenden Umständen ist. Wirbelsäulenleiden sind die häufigsten orthopädischen Krankheiten der Moderne. Dies liegt an einseitigen Belastungen durch gleichförmige Tätigkeiten sowie an genereller Bewegungsarmut.
Beide Ursachen abzustellen ist eine wichtige Empfehlung, die Fußreflextherapeuten ihren Patienten geben müssen. Am häufigsten sind Nacken- und Lendenwirbelsäulenbeschwerden, bei Frauen sehr oft auch noch die Kreuz-Steißbein-Verspannungen, die dem Ischiasschmerz sehr ähnlich sein können. Über Wirbelsäulenleiden könnte leicht ein ganzes Buch geschrieben werden. Wir wollen uns hier auf die wichtigsten Dinge begrenzen, zumal Sie in der richtig ausgeführten Fußreflexzonenmassage ohnehin die ganze Vielfalt der Ursachen ergründen können.

Die Zonen

Die Wirbelsäulenzone liegt genau am Übergang von Fußinnenseite zu Fußunterseite. Da der Kopf an der großen Zehe seine Reflexpunkte besitzt, finden wir die Halswirbelsäule an der Basis der großen Zehe. Von da zieht die Wirbelsäulenzone den Fuß entlang bis zu den Fersen (siehe nebenstehende Abbildung).
Die Wirbelsäule besteht aus 33 bis 34 Wirbelknochen, die durch starke Bänder gehalten werden. Aber diese Bänder können allein nicht ausreichen, den ungeheuren Belastungen auf Dauer standzuhalten, denen die Wirbelsäule ausgesetzt

Wesentlich für die Behandlung von Rückenschmerzen ist eine zuverlässige Identifikation der Ursachen. Neben falschem Schuhwerk, zuwenig ausgleichender Bewegung und großen einseitigen körperlichen Belastungen kann auch psychische Belastung »schwer auf dem Kreuz liegen«.

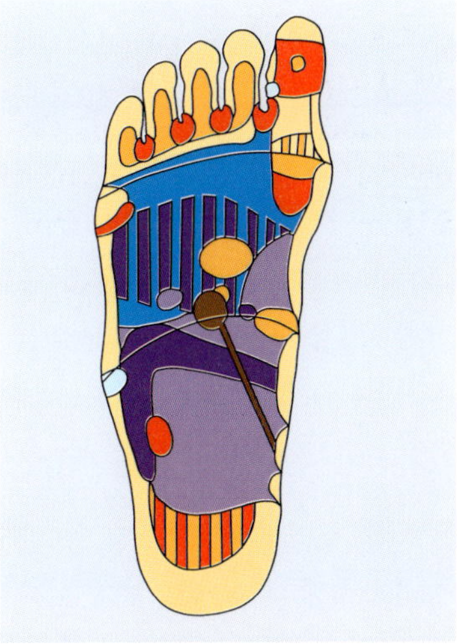

Die Wirbelsäulenzone zieht sich von der großen Zehe oben in gerader Linie zur Ferseninnenseite nach unten.

Beachten Sie bei Rückenschmerzen die folgende kleine Bauernregel: Wer diese Krankheiten hat, der weiß, worum es geht. Alle anderen haben sie nicht!

ist. Viele kleine und kleinste Muskeln zwischen den Wirbeln sorgen stets für die richtige Spannung. Entsprechend sind es auch diese Muskeln, die Schmerzen erzeugen, wenn sie einseitig angespannt oder überspannt werden. Ohne die kleinen Wirbelmuskeln hinge die Wirbelsäule schlaff in den Bändern, ein Zustand, der bei völliger Degeneration einzelner Wirbelsäulenabschnitte durchaus auftritt. Die Reflexzonen der Wirbelsäule zu behandeln bedeutet also, sich bewußtzumachen, daß gleichzeitig auch die begleitenden Muskeln mitbehandelt werden müssen. Besonders der Schultergürtel bedarf wie auch der Hüftbereich gründlicher Beachtung.

Hier darf's etwas fester sein

Wirbelsäulenzonen dürfen ruhig fester bearbeitet werden. Der Druck, den der Daumen ausübt, kann in die Tiefe gehen. Nur so ertasten wir nämlich die kleinen Muskelzonen am Fuß, die die einzelnen Wirbelsäulenmuskeln beeinflussen.

Die Lendenwirbelsäule

Die untersten Wirbel gehören zur Lendenwirbelsäule. Sie ist »das Kreuz, das uns trägt und das wir zu tragen haben«.

- Ständige körperliche Belastung, aber in noch viel größerem Maße seelische Spannungen (vor allem unterdrückte Wut) führen zu einer dauerhaften Verspannung der Lendenwirbelsäule.
- Außerdem kommt es gar nicht so selten vor, daß zwei unterschiedlich lange Beine das Becken schiefstellen und damit langsam, aber sicher zu Verspannungen der gesamten Wirbelsäule führen.
- Bei Frauen wird bei der Geburt ihrer Kinder oftmals die Symphyse (die kleine Knorpelfläche am Schambein) verletzt; auch dadurch wird das Becken instabil.

Die richtige Massage

Bei allen Beschwerden im Lendenwirbelsäulenbereich ist der gesamte Fuß-, Bein- und Beckenraum mit zu berücksichtigen. Die Reflextastung umfaßt also somit auch den Unterschenkel bis zum Knie. Interessanterweise gibt es für den Fuß am Fuß selbst keinerlei Reflexpunkte. Beginnen Sie also am höchsten Reflexpunkt der unteren Extremität, dem Kniepunkt auf der Außenseite der Unterschenkels, etwa vier Querfinger über dem Außenknöchel, und tasten Sie den gesamten Weg innen wie außen zum Fuß hin ab. Störzonen melden sich durch äußerste Druckschmerzhaftigkeit. Dann gehen Sie innen und außen zu den Regionen des Beckens – und vergessen Sie die Symphyse (siehe Abbildung unten) nicht. Erst danach sollten Sie die Zonen für die Lendenwirbelsäule selbst untersuchen (siehe Abbildung auf Seite 77). Sie sollten immer auch die Organe des Beckens mitbehandeln, um nicht innere Wirkungen der Organe auf die Wirbelsäule zu übersehen.

Wenn Sie dieses kleine Untersuchungsschema durchlaufen haben, wissen Sie, woran Sie sind, und können dann die entsprechenden Zonen gemütlich durchmassieren. Besser wäre es natürlich (wie immer), sich einen Überblick über alle Reflexzonen zu verschaffen.

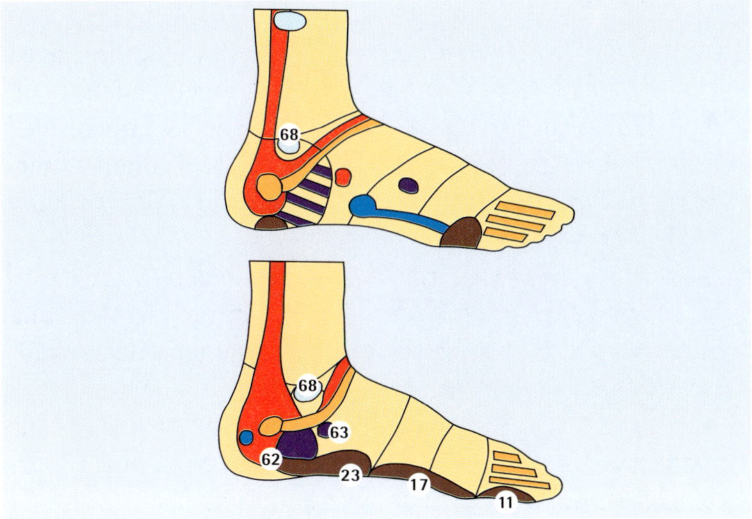

Oben:
Die Beckenzone liegt im Bereich des Unterschenkels; der Oberschenkelbezugspunkt verläuft, an der roten Linie (Grafik) den Unterschenkel nach oben entlang.
Unten:
11 Halswirbel 1–7;
17 Brustwirbel 1–12;
23 Lendenwirbel 1–5;
62 Steißbein; 63 Kreuzbein;
68 Symphyse

Die Brustwirbelsäule

Gehen Sie auch im Brustwirbelsäulenbereich mit relativ kräftigem tiefen Druck in die entsprechende Zone hinein. Kräftig heißt, nicht grob, sondern vorsichtig bis in die Tiefe zu massieren.

Aus dem vorher Gesagten ergibt sich, daß Störungen im Beckenraum sich auf die gesamte Wirbelsäule auswirken. Deshalb ist es nötig, bei Beschwerden der Brustwirbelsäule auch einen Blick auf die Lendenwirbelsäule zu werfen.

Die Brustwirbelsäule kann Beschwerden auslösen, die in den Brustraum und den Bauchraum hineinreichen. Beispielsweise können »Herzschmerzen« ihre Ursache in der Brustwirbelsäule haben. Aber auch Bauchschmerzen im Leber- und Magenbereich werden manchmal von der Brustwirbelsäule ausgelöst. Die Fußreflexzonendiagnostik kann uns ganz genau zeigen, wo der Hase im Pfeffer liegt.

Nicht selten werden Schmerzen am Brustbein durch die Brustwirbelsäule ausgelöst, denn die Rippen setzen an der Brustwirbelsäule und am Brustbein an. Verspannt sich die Muskulatur der Brustwirbel, so werden nicht selten die Rippen blockiert, was wiederum Schmerzen bei der Atmung auslösen kann. Natürlich sind in einem solchen Fall immer auch die Lungen- und Herzzone zu untersuchen.

Die richtige Massage

Alle Verschleißerscheinungen der Brustwirbelsäule werden wirksam mit den entsprechenden Reflexzonenpunkten angegangen. Sofern wir sicher keine Störzonen in anderen Bereichen des Fußes gefunden haben, genügt es, die Brustwirbelsäulenpunkte, die sich vom Ballen der großen Zehe innen bis in die Hälfte der Fußinnenkante erstrecken, täglich kräftig durchzukneten. Bei der Bechterewschen Erkrankung (Versteifung der Wirbelsäule durch Verknöcherung) und dem Scheuermann (frühe Degeneration und Krümmung der Brustwirbelsäule) sind diese Behandlungen sehr wirkungsvoll.

Die Halswirbelsäule

Hätten wir doch den Kopf direkt auf dem Rumpf aufsitzen! Zwar müßten wir uns dann etwas umständlich umsehen, aber einer Unzahl von Leidenden könnten Hals-, Nacken- und Schulterschmerzen erspart bleiben.
Die Halswirbelsäule ist äußerst empfindlich. Je empfindlicher und weicher sie ist, desto weniger hält sie Belastungen aus. Besonders Unfälle beim Autofahren können lebenslange Schäden der Halswirbelsäule hinterlassen.

Die richtige Massage

Eleganter behandeln Sie die Nackenschmerzen durch die Massage der Halswirbelsäulenpunkte (große Zehe bis Fußballeninnenseite). Aber vergessen Sie niemals, den gesamten Rücken mitzuuntersuchen und gegebenenfalls zu behandeln. Was unten aus dem Lot geraten ist – das können schon die Plattfüße sein –, das kommt oben garantiert ebenfalls aus dem Lot. Nicht selten ist auch gar nicht die Halswirbelsäule schuld am Nackenschmerz, sondern die Brustwirbelsäule – und da besonders der erste und zweite Brustwirbel. Wo immer Sie die Reflexzonenpunkte finden, die bei der Massage schmerzhaft sind oder werden: Dort liegt die eigentliche Störung, und dort muß sie auch behandelt werden! Zögern Sie also nicht, den zweiten Brustwirbel zu behandeln, wenn Sie dort die Schmerzzone finden – obwohl der Patient doch Nackenschmerzen hat. Zögern Sie nicht (!), die Augen- oder Kieferzone zu behandeln, obwohl der Patient Nackenschmerzen angibt ...
Das ist wirkliche Wissenschaft: sich nicht durch scheinbar logische Dinge irritieren zu lassen, sondern nur das zu akzeptieren, was man im Reflexgebiet selbst entdecken kann. Glauben Sie das, was Sie selbst erfahren können.

Die »verrenkte« Halswirbelsäule ist ein beliebtes Objekt der Begierde für Chiropraktiker, die sie mit Vorliebe wieder »einrenken«. Lassen Sie das bitte nicht mit sich machen! Nach einer gewissen Zeit löst sich der Muskelkrampf ganz von allein, und der Schmerz läßt nach. Das »Einrenken« der Halswirbelsäule schädigt diese mitunter ebenso nachhaltig wie ein Autounfall, weil die Funktion der kleinen Gelenke beeinträchtigt werden kann.

Unterleibsbeschwerden

Daß wir beim Thema »Unterleibsbeschwerden« vor allem an Frauenleiden denken, rührt daher, daß Frauen im allgemeinen viel häufiger an Beschwerden in dieser Region leiden als Männer. Dennoch ist die Reflexzone auch für Männerleiden interessant.

Regelmäßig jeden Monat: Die Regel

Es ist viel spekuliert worden über die unterschiedliche Regelblutung bei sogenannten »zivilisierten« Völkern und »Naturvölkern«. Bei letzteren soll die Regel schwach und wenig schmerzhaft ablaufen. Tatsache scheint zu sein, daß Menstruationsbeschwerden bei allen Völkern und in allen Ländern auftreten.

Die häufigsten Beschwerden der Frauen sind Regelbeschwerden. Schmerzen im Bauch, die oft auch krampfartig sind, machen den monatlichen Zyklus manchmal zu einem zweifelhaften Vergnügen. Schmerzen können auch vor, während und nach der Regelblutung auftreten. Die genaue Ursache dieser Beschwerden ist unklar, jedoch scheint die hormonell bedingte Quellung des Gewebes eine Rolle zu spielen. Weitere Ursachen liegen in der Psychologie: Der Bezug zum eigenen Körper, wie man den eigenen Körper loslassen kann oder verkrampft, spielt hier eine große Rolle.

Die Lebensweise spielt eine gewisse Rolle

- Wir konnten feststellen, daß Frauen, die vegetarisch leben und nicht rauchen, viel weniger Regelbeschwerden haben als andere.
- Vor allem Büroangestellte leiden offensichtlich durch die sitzende Lebensweise und den daraus resultierenden Bewegungsmangel häufiger unter der Menstruationsproblemen und -störungen.
- Dieses Problem teilen sie auch mit Männern. Prostatabeschwerden werden um so stärker, je weniger sich Männer täglich bewegen.
- Ein weiteres Problem sind die seelischen Beschwerden, die unmittelbar vor der Regelblutung auftreten können.
- Verstimmungen, wie Depressionen oder Aggressionen, sind häufig.

Zum Glück sind Unterleibsbeschwerden recht gut mit der Reflexzonenmassage in den Griff zu bekommen. Allerdings sollte die Behandlung bereits in der Zyklusmitte, also ca. 14 Tage nach der letzten Regelblutung, begonnen werden. Die Hauptreflexzonenpunkte für Unterleibsbeschwerden liegen nicht auf der Fußsohle, sondern seitlich an der Ferse, etwa genau in der Grube, die unter dem Ansatz der Achillesferse entsteht (siehe Abbildung unten). Diese Punkte sind oft äußerst schmerzhaft. Von der Innen- und Außenzone zieht ein Band über den Fußrücken, welches den Leistenkanal repräsentiert. Diese Zonen sind sehr wichtig. Sie müssen stets nach schmerzhaften Arealen abgesucht werden.
Da Regelbeschwerden keine isolierte Krankheit darstellen, sondern über das Hormonsystem in den gesamten Leib-Seele-Komplex eingreifen, ist selbstverständlich nach weiteren Punkten zu suchen. Hier kommen wieder die Hypophyse (große Zehe, genau in der Mitte des Endgliedes) und die Schilddrüse (am Großzehengrundgelenk, sowohl oben als auch unten) in Frage.

Auch die Fußinnen- und -außenseiten bergen wichtige Reflexzonen: Beschwerden im Unterleib sollten sanft behandelt werden, da die entsprechenden Zonen äußerst empfindlich sind.

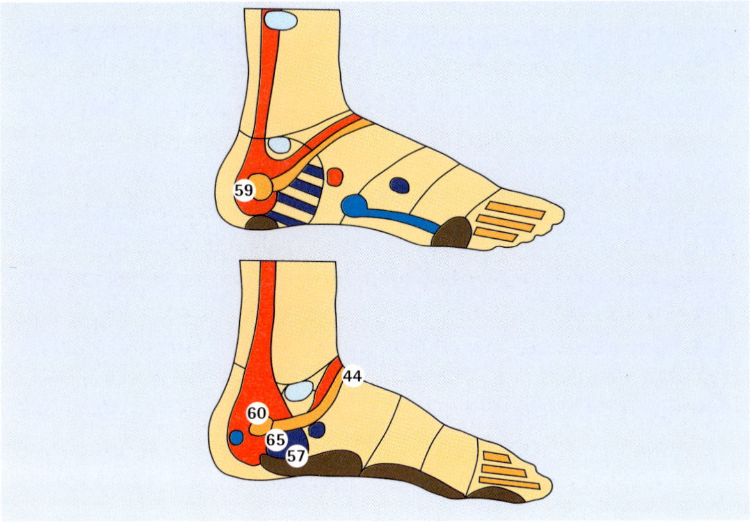

Oben:
59 Ovarien, Hoden (Bezugszone)

Unten:
44 Eileiter; 57 Blase; 60 Prostata/Uterus; 65 Männliche und weibliche Genitalien

Auch die Nervenzentren des Sonnengeflechts (Fußmitte) spielen eine Rolle. Diese Punkte sind ebenfalls abzutasten und müssen mitbehandelt werden, wenn sie sich als schmerzhaft erweisen sollten.
Nicht vergessen wollen wir auch die Lendenwirbelsäule. Viele Frauen leiden vor oder während der Regel an Kreuzschmerzen. Die Kreuzbeinregion liegt innen am Übergang von der Fußsohle zur Ferse, am Übergang zur Fußinnenseite.

Die richtige Massage

Vorsicht:
In der Schwangerschaft sollten Sie die Massage an den Unterleibszonen vermeiden, da die Behandlung hier zu Früh- oder Fehlgeburten führen kann!

Am besten massieren Sie nach folgendem Schema, dann können Sie nichts falsch machen (siehe auch Abbildungen auf Seite 11ff.).

- Suchen Sie alle Druckschmerzpunkte auf. Sie wissen dann, wo das Hauptproblem liegt.
- Beginnen Sie mit Streichungen der Fußsohle, und bearbeiten Sie leicht die Nervenpunktzonen von Bauch und Unterbauch.
- Nehmen Sie jetzt die Hormonzentren dazu, indem Sie mit der Hypophyse beginnen; dann bearbeiten Sie die Schilddrüse und danach die Unterleibsdrüsen.
- Bearbeiten Sie alle Reflexzonenpunkte der Unterleibszone, und verwenden Sie dafür die meiste Zeit.

Massieren Sie um alle Schmerzzonen herum, so als ob Sie von einem heißen Teller vom Rand wegessen. Erst wenn das Zentrum unempfindlich geworden ist, dürfen Sie es auch direkt bearbeiten.
Die ganze Massage braucht nicht mehr als fünf bis zehn Minuten pro Fuß zu dauern. Bei akuten Regelbeschwerden sollten Sie vor allem die Sonnengeflechts- und die Gebärmutterzone weich und kreisend massieren. Vor allem bei der Behandlung von Unterleibsbeschwerden ist darauf zu achten, daß die Füße des Patienten warm gehalten werden.

Störungen der Sexualität

Manche Frauen leiden unter Schmerzen beim Geschlechtsverkehr oder haben Orgasmusschwierigkeiten. (Wenn Sie die Sexualität etwas anregen wollen, dann lesen Sie im Kapitel »Die erotische Partnermassage« auf Seite 92f. nach.) Die meisten Sexualstörungen beruhen zwar auf seelischen Problemen, die teilweise von entsprechenden Erlebnissen in der Kindheit oder Jugend herrühren – es gibt jedoch auch Beschwerden, die mit der Fußreflexzonenmassage gut angegangen werden können.

»Ich will nicht mit dir schlafen«

Schmerzen beim Geschlechtsverkehr können natürlich durch unbewußte Ablehnung des Beischlafs ausgelöst werden. Viele Frauen fühlen sich ihrem Partner verpflichtet, obwohl sie kein Verlangen nach Geschlechtsverkehr haben. Dagegen kann sich der Körper auflehnen.
Es ist übrigens ein Märchen, welches durch die Medien geschürt wird, daß jede »normale« Frau täglich, wenn möglich mehrmals und zu jeder Zeit, Geschlechtsverkehr haben müsse. Die Realität sieht ganz anders aus. Viele Frauen haben über lange Zyklen keinerlei sexuelles Verlangen. Besonders nach Geburten, beim Stillen und mit Kleinkindern ist es durchaus normal, daß das sexuelle Verlangen geringer sein kann oder sogar eine gewisse Ablehnung gegen den Geschlechtsverkehr vorhanden ist.

Keine Maßstäbe anlegen

Überhaupt sollten wir uns abgewöhnen, den Wert eines Menschen, ob Frau oder Mann, nach seiner sexuellen Wirkung zu messen.

Hören Sie auf Ihren Körper. Wenn Schmerzen beim Geschlechtsverkehr nicht als Folgen einer Geburt, einer Operation oder eines Unfalls aufgetreten sind, dann sollten Sie vielleicht zunächst Ihr Seelenleben ins Gleichgewicht bringen – oder sich einen anderen Partner suchen.

Massage hilft

Sie können durch Massage der gesamten Beckenregion, vor allem der Kreuzbein- und der Symphysenregion, bei Beschwerden wunderbar helfen. Die Scheidenregion liegt auf der Fußinnenseite etwa einen Querfinger unterhalb des Knöchels und zieht nach unten zur Fußsohle (siehe Abbildung auf Seite 83).

Männerleiden

Bei vielen Prostatabeschwerden kann allein schon eine ausreichende und regelmäßige Bewegung die Blutzirkulation anregen und der Prostataschwellung entgegenwirken.

Bei Männern höheren Alters ist es häufig eine Schwellung der Prostata, die Schwierigkeiten beim Wasserlassen verursacht. Weil die Blase sich nicht richtig entleert, entsteht zudem häufiger Harndrang, der einen vor allem nachts mehrmals aus dem Bett treibt.

Die richtige Massage

Die Prostatazone liegt genau da, wo die Gebärmutterzone der Frau liegt, nämlich direkt auf der Innenseite der Ferse (siehe Abbildung auf Seite 83). Eine tägliche Massage dieser Punkte wirkt der Prostataschwellung entgegen.

Wenn die Bakterien angreifen

Andere Beschwerden bei Männern sind die chronischen Entzündungen der Samendrüse. Sie entstehen meistens durch Bakterien, z. B. durch Chlamydien. Diese Bakterien können jahrelang im »untersten Stockwerk« für Beschwerden sorgen. Ja, es ist sogar häufig so, daß sie den Körper auch sonst beeinträchtigen und z. B. den Kreislauf und sogar den Blutdruck durcheinanderbringen können. Natürlich ist diese Infektion am besten mit Antibiotika zu behandeln – doch die Fußreflexzonenmassage kann die Heilung beschleunigen.

Sexualneurosen

Ich möchte auch ein paar Worte über die Sexualneurose des Mannes verlieren. Viele Männer sind ganz große »Sexhelden« – solange die Frauen für sie unerreichbar sind. Sie haben gelernt, daß die Potenz die Männlichkeit ausmacht, und dies beeinflußt ihr Selbstwertgefühl. Um so schwerwiegender ist dann die Tatsache, daß die Potenz ein sensibles Pflänzchen ist, welches nur allzuleicht verblüht. Erektionsstörungen oder zu früher Samenerguß sind häufiger, als es den Anschein hat. Die Männer leiden ganz entsetzlich daran – denn das Gehirn des Mannes scheint im Penis zu sitzen (Pardon!).
Die meisten Sexualstörungen entstehen aus psychischen Gründen, und der Penis hat überhaupt keine Schuld daran. Da Männer im allgemeinen noch viel weniger als Frauen gelernt haben, ihre eigenen Bedürfnisse und Gefühle zu erkennen, fühlen sie auch nicht, daß mit ihrem fantasierten Selbstbild etwas nicht stimmt. Die Realität ist, daß viele Männer sich verpflichtet fühlen, der Frau etwas zu beweisen, anstatt sich hingebungsvoll der Sexualität und Zärtlichkeit zu öffnen.

Oft wird der Geschlechtsverkehr so praktiziert wie das tägliche Abendessen: Er gehört eben dazu, ob es sein muß oder nicht. Doch der Mensch ist keine Maschine, und auch beim Mann gibt es Zyklen, die sich auf sein Sexualverlangen auswirken. Es kann tage-, ja wochenlang »Funkstille« sein – und dann wieder ein starkes sexuelles Verlangen auftreten.

Legen Sie Ihre Vorurteile ab!

Es gibt unglaublich viele Männer, die überhaupt kein sexuelles Verlangen haben. Wußten Sie das? Wenn Sie also an Erektionsstörungen leiden, dann prüfen Sie erst einmal, ob Sie die richtige Partnerin gefunden haben. Wenn Sie sich ihr ganz und ohne Vorbehalte hingeben können, dann ist sie die Richtige – und Ihre Erektionsstörungen lassen nach.
Natürlich gibt es auch eine Reflexzone für den Penis. Diese liegt dort, wo bei der Frau die Zone für die Vagina ist (siehe Abbildung auf Seite 83) – auf der Innenseite der Ferse, etwas unterhalb und vor dem Innenknöchel. Massieren Sie sanft kreisend diese Zone, und hören Sie auf, den Helden zu spielen.

Zahnschmerzen

Zähne sind scheinbar eine Erfindung, um die Praxen der Zahnärzte zu füllen. Wer käme schon auf die Idee, Zahnbeschwerden anders als durch Bohren oder Ziehen behandeln zu lassen? Doch wir sollten uns einfach bewußtmachen, daß jeder Zahn in lebendiges Gewebe eingebettet ist, welches enorme Regenerationskräfte besitzt. Und dieses Gewebe finden wir in den Reflexzonen wieder.

Die natürlichen Bakterien der Mundschleimhaut sind ein Schutz gegen Karies. Antibiotika schädigen diesen Schutz nachhaltig. Auch antibiotische und konservierende Rückstände in der Nahrung können die natürliche Mundflora dezimieren.

Natürlich kann die Fußreflexzonenmassage keine Löcher in den Zähnen schließen. Hier sind richtige Ernährung und Zahnpflege angesagt. Doch die Fußreflexzonenmassage kann bei folgenden Beschwerden zum Einsatz kommen:

- Schiefe Zähne, besonders bei Kindern
- Schmerzen im Ober- und Unterkiefer, bei denen der Zahnarzt nichts findet
- Beschwerden durch Brücken und nach gezogenen Zähnen
- Chronische Eiterungen der Zahnwurzeln
- Chronische Mundschleimhautentzündung
- Beschwerden, die durch die Zähne ausgelöst werden, aber dort nicht zu spüren sind (Störfelder).

Die Zahnzonen

Die Zähne werden von der Mitte aus gezählt (Trennlinie ist die Lücke zwischen den beiden Frontzähnen). Der erste Frontzahn links oder rechts von dieser Linie hat die Nummer eins. Dann wird bis zu den Weisheitszähnen (Nummer acht) ganz hinten im Kiefer durchnumeriert.

Der Zahn Nummer eins liegt auf der großen Zehe, der zweite und dritte Zahn liegen auf der zweiten Zehe, der vierte und fünfte Zahn auf der dritten Zehe, der sechste und siebte Zahn auf der vierten Zehe und der achte Zahn auf der kleinen Zehe (siehe Abbildung auf Seite 89).

- Herr G., 26 Jahre alt und aktiver Sportler, leidet unter heftigen Beschwerden im linken Knie, die bei Belastung schlimmer werden. Der Sportarzt untersucht das Kniegelenk, findet allerdings nichts vor – weder ist es der Meniskus noch ein abgesplitterter Gelenkkörper, noch eine Bänderschwäche. Die Therapie besteht in Rheumamitteln, welche Herr G. aber nicht verträgt und deshalb absetzt. Spritzen ins Kniegelenk sind ebenfalls erfolglos.

- Bei der Fußreflexzonenmassage fallen schmerzhafte Zonen im Bereich der Zehen des linken Fußes auf, welche auf die Zähne, insbesondere auf den fünften und sechsten Zahn hinweisen. Diese Reflexzone liegt am vierten und fünften Zeh, ganz vorn an der Spitze. Herr G. wird zum Zahnarzt geschickt, der auf einer Röntgenaufnahme einen kleinen Eiterherd am fünften Zahn unten links feststellt. Dieser Herd wird aufgebohrt und beseitigt. Schon als die Betäubungsspritze im Unterkiefer zu wirken beginnt, merkt Herr G., daß die Knieschmerzen verschwunden sind. Zwei Tage nach der Behandlung ist das Knie völlig schmerzfrei.

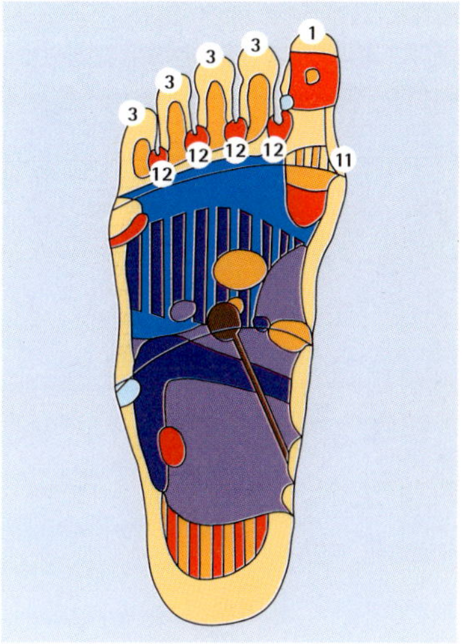

1 Schädeldach; 3 Zähne;
11 Halswirbelsäule;
12 Lymphzone

Zähne können tückisch sein, wie unser Fallbeispiel zeigt. Hier drückte ein Eiterzahn auf ein Gelenk, ohne daß der Zahn selbst sich bemerkbar gemacht hätte.

Eine häufig gestellte Diagnose von Zahnärzten, die nicht »über den Tellerrand« der Schulmedizin hinausschauen, ist: Der Patient leidet an Phantomschmerzen.

Phantomschmerzen

Wundern Sie sich nicht, wenn eine Reflexzone schmerzt, obwohl der entsprechende Zahn im Ober- oder Unterkiefer bereits gezogen oder wurzelbehandelt wurde. In den Zahnbetten gezogener Zähne wurden dabei die Nerven durchtrennt. Zwar ist dann vom Zahn oder von der Narbe oft nichts mehr zu spüren, das Gewebe ist jedoch nachhaltig gestört. Wann immer die Reflexzone auffällig wird, dann stimmt auch etwas nicht, auch wenn alle Zahnärzte der Welt sagen sollten, daß sie nichts entdecken können.

Nervenschmerzen

Achtung: Manche »Zahnschmerzen« rühren eher von den Nerven als von den Zähnen her. Der Trigeminusnerv hat sowohl Ausläufer zum Ober- als auch Unterkiefer. Die Nervenreflexpunkte des Trigeminus sind jedoch schwer zu finden. Sie liegen an der Fußinnenseite der großen Zehe und sind stecknadelkopfklein. Oft fühlt es sich an, als ob kleine Sandkörnchen unter der Haut liegen. Diese werden mit kreisendem Druck so lange massiert, bis sie sich langsam aufzulösen beginnen.

Die richtige Massage

Natürlich werden bei der Zahnbehandlung auch die anderen Teile der Zehe bis hinunter zum Fußballen mitbehandelt. Denn der Zahn wird auch von der Lymphe umflossen (Lymphzonen). Die Einflüsse der Halswirbelsäule sind ebenfalls nicht zu unterschätzen (siehe Abbildung auf Seite 89).

Eine wirksame Übung, Zahnbeschwerden vorzubeugen, ist die morgendliche Lockerung der Zehen. Diese werden etwas in die Länge gezogen und leicht geschüttelt. Das lockert die Zehengelenke und wirkt sich auf deren Reflexzonen aus – bis hin zur Halswirbelsäule

Mittel gegen schiefe Zähne

Wenn die Zähne der Kinder schief aus dem Kiefer wachsen, dann sollten Sie zum Orthopäden und Krankengymnasten gehen und die Füße kontrollieren lassen. Nicht selten sind Senk- oder Spreizfüße vorhanden.

Ein Weiser beläßt die Weisheitszähne

Lassen Sie sich niemals einreden, daß die Weisheitszähne bei schiefen Zähnen (falschem Biß) gezogen werden müßten, da sonst kein »Platz« im Kiefer sei. Ich habe in meiner jahrelangen Praxis noch keinen Patienten erlebt, bei dem diese Prozedur geholfen hätte, die Zähne zu begradigen!

Wann sollte nicht behandelt werden?

Obwohl die Fußreflexzonenmassage leicht anwendbar und ziemlich ungefährlich ist, möchte ich doch auf einige Zustände und Krankheiten hinweisen, bei denen Sie nicht behandeln sollten.

- Schwangerschaft: Die Behandlung von Unterleibs- oder Hormonzonen in der Schwangerschaft kann zu Früh- oder Fehlgeburten führen.
- Hautkrankheiten: Bei Hautkrankheiten der Füße sollte besser auch nicht massiert werden, um zu vermeiden, daß Keime in die entzündete Haut eingeschleppt werden.
- Hoher Blutdruck: Bei sehr hohem Blutdruck (über 200) sollte nicht massiert werden – oder nur sehr sanft.
- Venenentzündungen: Bei akuter Venenentzündung und Thrombose des Unterschenkels darf nicht massiert werden.
- M. Sudeck: Diese Krankheit entsteht meist nach Knochenbrüchen. Das Bein bleibt geschwollen und oft auch gerötet. Bei dieser Krankheit ist die normale Funktion der Nerven gestört. Daher verbietet sich auch hier die Fußreflexzonenmassage.

Nicht immer und nicht bei jedem Patienten sollte die Fußreflexzonenmassage angewendet werden. Beachten Sie bitte die nebenstehenden Hinweise, denn auch die natürliche Heiltherapie kann ihre Nebenwirkungen haben!

Was tun bei schweren Erkrankungen?

Wann immer eine Erkrankung auftritt, die über einen banalen Schnupfen hinausgeht, müssen Sie natürlich zuerst den Arzt aufsuchen. Es schadet aber nichts, sich vor oder nach dem Arztbesuch einmal einen Überblick über die Fußreflexzonensituation zu verschaffen. In Absprache mit Ihrem Arzt können Sie dann parallel zu dessen Behandlung über die Reflexzonen mitbehandeln. So befinden Sie sich immer auf der sicheren Seite.

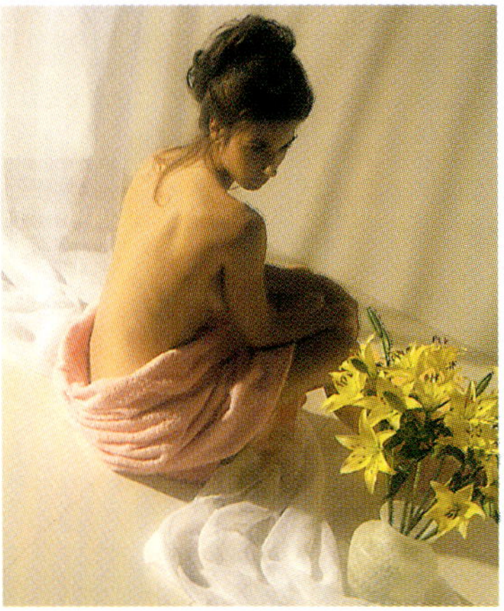

Eine erotische Partnermassage kann Ihrem Sexualleben frischen Wind verleihen. Nur nicht schüchtern sein!

Leider nehmen wir uns im Alltag immer weniger Zeit, auf uns und auf den Partner und seine sexuellen Wünsche und Bedürfnisse einzugehen. Dadurch wird aus einem einst so prickelnden Sex oft die stereotype Erfüllung der ehelichen Pflicht.

Die erotische Partnermassage

Fußreflexzonenmassage ist zwar in erster Linie eine Behandlung bei medizinischen Problemen, aber da sie so unglaublich guttut, ist sie auch in der Lage, den Alltag zu verschönern. »Das Paradies ist hier, es gibt kein Jenseits«, soll eine Weisheit der australischen Aborigines sein. Der Sinn dieses Ausspruches ist: »Macht euch alles paradiesisch schön. Sorgt dafür, daß ihr glücklich werdet und einander glücklich macht.«

Und so machen Sie's

Bei manchen Menschen ist die Sexualität langweilig geworden oder in Routine erstickt. Im Bett läuft immer weniger. Unglaublich, auf welche Ideen manche Menschen kommen, wenn dies eingetreten ist! Manche versuchen, die Leidenschaft durch allerlei künstliche Mittelchen wieder »anzukurbeln«. Dabei ist es so einfach, die Sexualität wieder zu einem erfüllten Erlebnis werden zu lassen. Die Fußreflexzonenmassage hilft Ihnen dabei.

- Lassen Sie einfach mal den Fernseher aus, und nehmen Sie sich richtig Zeit füreinander. Stellen Sie alle Störquellen (Telefon etc.) ab. Zusätzlich sollten Sie sich ein gemütliches Ambiente schaffen und auf eine etwas gedämpfte Beleuchtung umschalten.
- Legen Sie sich beide auf den Boden (z.B. auf eine Decke) oder auch auf das Bett, und stellen Sie etwas Wasser bereit für hinterher – und auch etwas Wein für vorher.

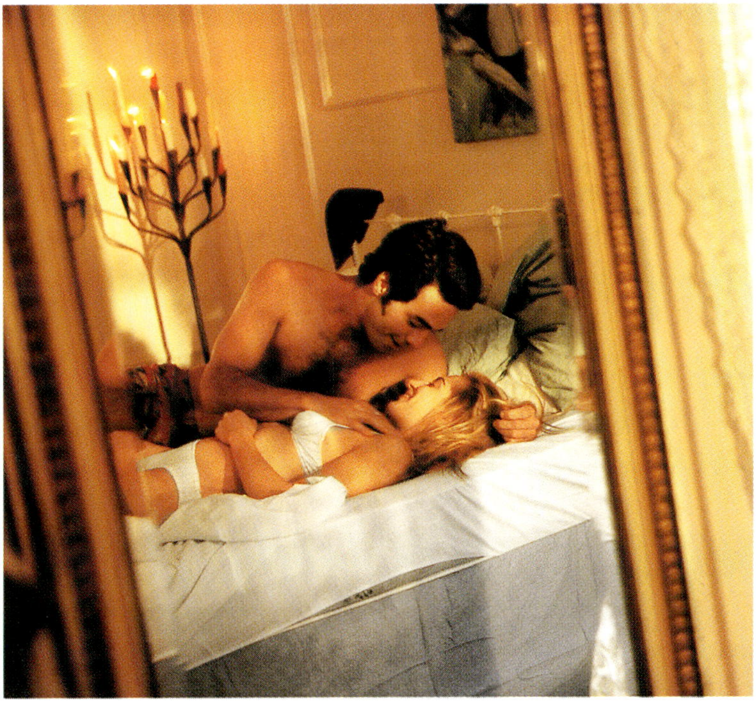

Auch das Ambiente sollte bei der Partnermassage stimmen: Indirekte Beleuchtung, Kerzen, leise Musik und etwas Wein schaffen immer eine entspannende Atmosphäre.

- Sie dürfen für die folgende Massage auch ein wenig Öl einsetzen. Wenn Sie mögen, können Sie es mit Grapefruit- oder Jasminduft (oder mit einem Aromaöl Ihrer Wahl) parfümieren.
- Beginnen Sie die Massage damit, daß Sie die Füße Ihres Partners ganz leicht berühren.
- Streichen Sie die ganzen Füße etwas mit Öl ein, und lockern Sie die Zehen, indem Sie ganz leicht daran ziehen – was Sie natürlich auch mit dem Mund machen können. Sie dürfen leicht daran saugen. (Die Inder übrigens bestanden und bestehen darauf, daß sich beide Partner vor dem Geschlechtsakt gründlich reinigen. Dies ist eine recht kultivierte Idee, und wir können sie in unser Repertoire mit aufnehmen.)

Geben Sie das Massageöl immer erst auf die eigenen Hände, damit es sich etwas erwärmt, bevor Sie Ihren Partner damit einreiben.

- Sodann streichen Sie mit den Fingern die Umrisse des Fußes nach (auch zwischen den Zehen sollten Sie entlangstreichen) und benutzen die Fingerspitzen, um leicht über den Fußrücken zu kreisen.
- Nehmen Sie einen Fuß in beide Hände, und massieren Sie ihn ganz leicht und kreisend. Vergessen Sie dabei nicht, die Zone um die Fersen zu massieren! (Siehe Seite 11ff. und das letzte Kapitel.)
- Die Füße gehen in manchen Ländern sprachlich bis zu den Knien oder höher. Wir lassen sie höher gehen. Streichen Sie die Waden und die Innenseite der Unterschenkel aufwärts, dann auf der Außenseite wieder abwärts. Tun Sie dies so oft und so lange, wie Sie es für richtig halten, bzw. so lange, wie es Ihrem Partner/Ihrer Partnerin Spaß macht.
- Erst dann dürfen Sie langsam in höheren Gefilden massieren. Streichen Sie die Oberschenkelinnenseiten leicht und sanft nach oben bis zu... Nein, dort dürfen Sie ihn/sie noch nicht berühren! Fahren Sie mit den Fingern ganz leicht um diese »Zonen« herum, und nehmen Sie sich dann den anderen Fuß vor.

Viel Spaß

Eine Fußreflexzonenmassage macht uns locker und entspannt. Und Entspannung ist die Voraussetzung, um loslassen zu können – eine Grundvoraussetzung für befriedigende Sexualität.

Wie es weitergeht? Sie können sich sicherlich den weiteren Weg auch selbst vorstellen. Nur noch ein abschließender Tip: Sollte Ihr Partner oder Ihre Partnerin so angenehm von der Fußreflexzonenmassage überrascht sein, daß sie/er darauf besteht, eher dort unten weitermassiert zu werden, dann verschieben Sie das Finale eben auf etwas später.

Machen Sie eine kleine Pause. Nehmen Sie eine Kleinigkeit zu essen und zu trinken zu sich, plaudern Sie ein bißchen, und lassen Sie sich zur Abwechslung selbst verwöhnen. Sie haben alle Zeit des Lebens, denn dieser Abend wird Ihr heutiges Paradies sein.

Über den Autor

Wolfgang Spurzem ist Arzt für Allgemeinmedizin und Naturheilpraktiker mit eigener Praxis. Der Umgang mit chronisch erkrankten Patienten veranlaßte ihn, Heilverfahren außerhalb der klassisch westlichen Medizin in ein logisches ganzheitliches Therapiekonzept einzubinden.

Widmung

Dank möchte ich allen an diesem Buch Beteiligten sagen, die in selbstloser Weise Korrektur gelesen und Anregungen gegeben haben. Besonders meiner lieben Frau, die sich manche Nacht um die Ohren geschlagen hat und manchen guten Einfall beisteuern konnte. Auch meiner Tochter Larissa Dank dafür, daß sie nicht alle Manuskriptseiten verschlungen hat, sondern sich damit begnügte, die ein oder andere Seite anzuknabbern.

Literatur

Eunice D. Ingham: Geschichten, die die Füße erzählen können. Drei-Eichen-Verlag. Hammelburg 1994

W. Froneberger: Manuelle Neurotherapie. Haug Verlag. Heidelberg 1992

Kahle, Leonhardt, Platzer: Taschenatlas der Anatomie. Thieme Verlag. Stuttgart 1991

Kunz, Kevin/Kunz, Barbara: Durch die Füße heilen. Anleitung zur Reflexzonentherapie. Aus dem Amerikanischen von Neves, Hanna. Ehernwirth Verlag. München 1995

Lehrstätten und Institute für Fußreflexzonenmassage

Wolfgang Spurzem, Bonn

Hanne Marquardt, Königsfeld-Burgberg

Hinweis

Das vorliegende Buch ist sorgfältig erstellt worden. Dennoch erfolgen alle Angaben ohne Gewähr. Weder Autor noch Verlag können für eventuelle Nachteile oder Schäden, die aus den im Buch gemachten praktischen Hinweisen resultieren, eine Haftung übernehmen.

Bildnachweis

Bilderberg, Hamburg: 5 (Nomi Baumgartl); The Image Bank, München: 16 (Jan Cobb), 92 (Britt Erlanson), U4 (Gio Barto); Tony Stone, München: 46 (Chris Craymer), 93 (Timothy Shonnard)

Impressum

6. Auflage 1998

Redaktion: Dr. Elfi Ledig,
Susanne Garte
Projektleitung: Stephanie Wenzel
Redaktionsleitung:
Dr. med. Christiane Lentz
Bildredaktion: Bettina Huber
Illustrationen: Gerhard Prokop
Produktion: Manfred Metzger
Umschlag: Till Eiden
DTP/Satz: Klaus Lutsch
Druck:
Color-Offset, München
Bindung:
R. Oldenbourg, München

Printed in Germany

Gedruckt auf chlor-
und säurearmem Papier

ISBN 3-517-01887-2

Register